医療に活かす生体医工学

日本生体医工学会 編

コ ロ ナ 社

本文中で太字となっている用語（索引にも掲載）については，下記，Web ページにある「**生体医工学ウェブ辞典**」とリンクする予定です。

https://cyclopedia.jsmbe.org/

ぜひ，こちらもご活用いただき理解を深めてください。

編著者・執筆者一覧

編著者

平田《ひらた》　雅之《まさゆき》（大阪大学）：13 章

執筆者（執筆順）

齋藤《さいとう》　充弘《あつひろ》（大阪大学），紀《き》ノ《の》岡正博《おかまさひろ》（大阪大学）：1 章

和田《わだ》　成生《しげお》（大阪大学），伊井《いい》　仁志《さとし》（東京都立大学），大谷《おおたに》　智仁《ともひろ》（大阪大学），

武石《たけいし》　直樹《なおき》（大阪大学）：2 章

橋爪《はしづめ》　誠《まこと》（北九州古賀病院，九州大学名誉教授）：3 章

大城《おおしろ》　理《おさむ》（大阪大学）：4 章

岡山《おかやま》　慶太《けいた》（大阪大学），坂田《さかた》　泰史《やすし》（大阪大学）：5 章

河野《かわの》　喬仁《たかひと》（九州大学），村田《むらた》　正治《まさはる》（九州大学）：6 章

佐久間一郎《さくまいちろう》（東京大学）：7，15 章

篠原《しのはら》　一彦《かずひこ》（東京工科大学）：8 章

江藤《えとう》　正俊《まさとし》（九州大学），小林《こばやし》　聡《さとし》（九州大学），牟田口《むたぐち》　淳《じゅん》（九州大学），

今田憲二郎《いまだけんじろう》（総合せき損センター）：9 章

家入《いえいり》　里志《さとし》（鹿児島大学），山田《やまだ》　耕嗣《こうじ》（鹿児島大学），大西《おおにし》　峻《しゅん》（鹿児島大学）：10 章

山家《やんべ》　智之《ともゆき》（東北大学）：11 章

不二門《ふじかど》　尚《たかし》（大阪大学）：12 章

松村《まつむら》　泰志《やすし》（大阪大学）：14 章

野村《のむら》　泰伸《たいしん》（大阪大学）：16 章

（所属は 2020 年 6 月現在）

推薦のことば

本書『医療に活かす生体医工学』は，日本生体医工学会医学科 ME 教育 WG がコンセプトを着想し出版したもので，実地医療における生体医工学および生体医工学技術の活用に興味のある方，勉強してみたい方，そして，医療現場で活躍されていて現況の医療技術をさらによくしたいと思っている方，関連の開発研究に携わっている方，あるいは携わっていくことを考えている方々にぜひ読んでいただきたいと思います。

本書では，生体医工学および医療工学における先進的な分野がトピックとして取り上げられており，すでに実用化され，さらなる進化の道を歩んでいる医療工学技術，あるいは実用を見据えての開発が進められている先端医工学技術，さらには医工学技術を適切に推進させるための工学的基礎・評価システムなども紹介されていて，近い将来には，普遍的な医療技術として定着していくであろうトピックが満載されています。

各分野の斯界の雄による執筆ですので，読んで理解しやすく，過去から現在に至る道筋と今後の開発・進展における重要性などが隈なく記載されていると同時に，特筆すべき試みとしての「生体医工学ウェブ辞典」も，読者の皆さまの理解を促進する仕掛けとなっていて，読んでいてわからないところはすぐに調べて解決することができます。

本書を読むことで，生体医工学が実地医学においてどのように活用されているかを知ることができます。見方を変えると，医療技術として現状でできていることや現状でできていないことがわかります。これはとても重要なことで，限界点を正確に知ることは次世代技術への開発に向けての鍵となるからです。そのような「気付き」，すなわち次世代の医学・医療技術の開発に必要なヒントを本書では至るところで見つけることができると思います。読者の皆さまにはそこを糸口にそれぞれの立場から，つぎなる飛翔への道筋を思い描いていただけたら，これ以上の喜びはございません。

最後に，このようなユニークな書を世に出していただいた執筆者および関係者の皆さまにはあらためて敬意を表するとともに，日本生体医工学会を代表して厚くお礼申し上げます。

2020 年 9 月

公益社団法人日本生体医工学会 理事長

守本 祐司（防衛医科大学校生理学講座）

ま　え　が　き

本書は，医学生，高等教育機関における医工学専攻科，および工学部の学生を対象として，生体医工学がどう医療に活かされているのか，その最新の研究開発，実用化の状況を紹介する目的で，日本生体医工学会が公式のテキストとして企画，執筆いたしました。医学生には，生体医工学に興味をもち，将来自分の研究専門分野にしたいと思えるような内容を心掛けるとともに，高等教育機関における医工学専攻科，および工学部の学生には，生体医工学が臨床医学にどう応用されているのか，興味をもって読めることを目指しました。このコンセプトを実現するために，本書では写真や図をふんだんに使って，生体医工学において，現在注目されている最先端の医療応用分野をわかりやすく解説することにより，生体医工学に興味がもてる内容となるよう留意いたしました。

医学生が他領域の基礎的，専門的な内容に消化不良を起こして興味を失うことのないよう，本書では数式や理論を中心とした基礎的，専門的な内容に関しては解説を省いております。一方，生体信号の計測，解析，制御など，生体医工学の基礎分野の習得も重要です。したがって，本書に記載されている内容に関して，どんな基礎学問がどこにどう必要なのか，その必要性と意義についてわかりやすく理解できるよう，基礎領域の重要用語に関しては「生体医工学ウェブ辞典」とリンクして随時基礎領域の習得ができるよう工夫いたしました。

本書により，生体医工学が，関係する省庁や企業において医工学領域の学問が中心となって，生物学や理学など他分野との複合領域を形成し，今後の医学，医療の発展，ならびにライフサイエンス全般における基幹産業の根幹をなすものであることについて，読者が理解を深め，将来この領域の発展に貢献することを期待いたします。

最後に，ご多忙の中，心よくご執筆をお引き受けいただきました日本生体医工学会の諸先生に厚く御礼を申し上げます。

2020 年 9 月　　公益社団法人日本生体医工学会 医学科 ME 教育 WG 委員長

平田 雅之（大阪大学大学院医学系研究科脳機能診断再建学）

目　　　次

1章　再　生　医　療

2章　生体力学シミュレーション

3章　多元計算解剖学：人体を総合的に理解する

4章 医療機器

5章 インターベンション

6章 ドラッグデリバリーシステム

7章　手術ナビゲーションシステム

8章　内視鏡手術（消化器）

9章　内視鏡手術（泌尿器）

10章　ロボット手術

11章　人　工　臓　器

12章　埋植型電子機器

13章　体内埋込み型ブレインマシンインタフェース

14章　医療情報システム：電子カルテによるデータ収集から人工知能応用へ

15章　医療機器審査に関わる医療機器評価の考え方

16章　工学的基礎

1 再 生 医 療

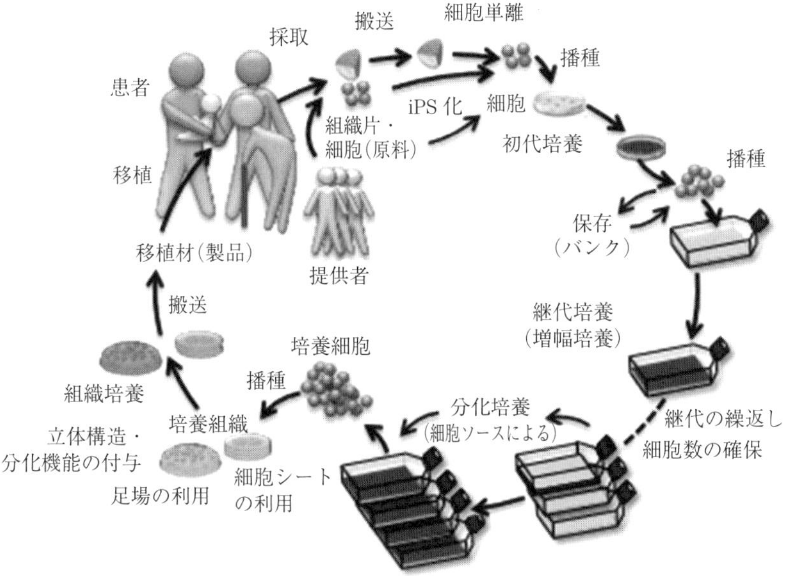

再生医療とは，失われた器官，臓器を再生することを目的とした治療であり，これまでの医療概念を根底から変革する「根治治療」への道を拓くことが期待されている。再生医療では，従来の医療とは異なり，細胞を体外で増幅，分化させ，必要ならば，立体的構造を有する組織化を経て，得られた培養細胞，組織を，患者疾患部へ移植し治療を行うことが多い。さらに，近年の**胚性幹細胞**（embryonic stem cells，**ES 細胞**）や**人工多能性幹細胞**（induced pluripotent stem cells，**iPS 細胞**）をはじめとする幹細胞の研究開発の進展が，その可能性をいっそう高めており，再生医療における新たな培養技術の開発が活発に行われている。本章では，再生医療に用いる細胞と，その細胞または組織の製造に関する考え方，および培養工学の観点から特徴を解説する。

1.1　再生医療と組織工学（ティッシュエンジニアリング）

人工臓器の発展は，工学技術の発展とともに目覚ましい進歩を遂げ，20世紀後半の医療を大きく変えた。実際に，人工腎臓の進歩は腎不全患者のQOL（quality of life）向上に貢献してきた。さらに，人工心肺は，心臓の手術を安全に遂行するために欠かせない装置となっている。発展著しい人工臓器ではあるが，あくまで身体機能の代替，補強のための装置，機器にとどまり，身体機能を一生涯代替可能で，また組織修復し，自己組織に置換するような人工臓器の開発までには至っていない。

このような状況のなか，1993年『Science』で，米国MITのLangerおよびハーバード大学のVacantiが**組織工学（ティッシュエンジニアリング**，tissue engineering）という概念を提唱した[1)†]。彼らは，組織工学を，「生物学と工学を応用し，組織を修復しうる生物学的代替品を開発する研究分野」と定義した。つまり，生体から単離した細胞と，適切なスキャホールド（足場材料），制御因子（増殖因子）とを組み合わせることで，新たな組織を構築するという考えである。この概念は，人工臓器を革新的に発展させるものとして，大きな期待を集めた。さらに組織工学は，発生生物学，幹細胞研究，遺伝子治療，ドラッグデリバリーシステム（drug delivery system，DDS），バイオマテリアル（biomaterial，生体材料）などの最先端技術の知見を取り込むことで，**再生医療**と呼ばれる，組織，器官の再生を統合的に目指す治療体系へと発展した。

先に述べたように，組織工学の重要な要素として① 単離した細胞，② スキャホールド（足場材料），③ 制御因子（増殖因子）の3要素が挙げられる。初期の組織工学は，組織の形状に合わせて成形加工した生分解性高分子材料に細胞を播種し，体外培養系もしくは生体内で組織構造を再生させるというものであり，実際に皮膚，骨，軟骨などの作製が試みられ，比較的単純な組織構造

† 肩付き番号は，章末の引用・参考文献番号を表す。

と生理学的機能を再生することは可能となった。このように，骨，軟骨のような，細胞以外の成分（細胞外マトリックス）を豊富に含む組織を構築する手段として，初期の組織工学技術は非常に有効な手段であった。しかし，心臓，肝臓，腎臓のように，複雑な組織構造と生理学的機能，そして豊富な血管網を有し，細胞成分が主体の組織を構築するには，これまでの組織工学技術だけでは限界があるのも事実である。**図 1.1** に再生医療と組織工学の関係を示す。

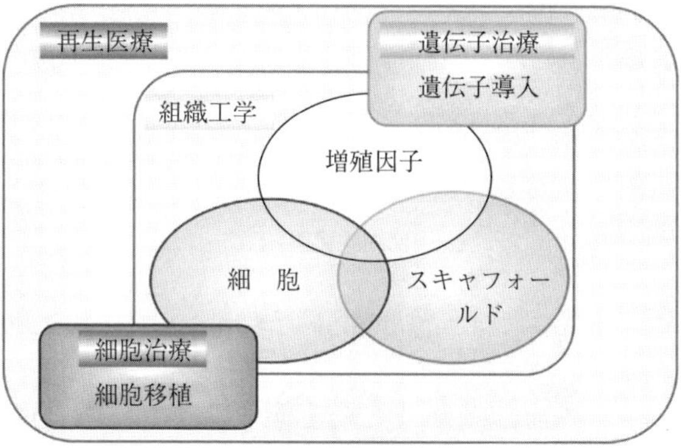

図 1.1　再生医療と組織工学の関係

1.2　再生医療に用いる細胞

1.2.1　多能性幹細胞

ヒトの体は 60 兆個もの細胞が，200 種類以上の異なる機能をもった細胞に分化することで，組織（皮膚，骨，筋肉など）や器官（胃，肝臓，膵臓など）を構成している。一般的に，高等動物の細胞において，分化は不可逆的であるが，受精卵だけは完全な分化万能性を有している。ES 細胞（胚性幹細胞）は，受精卵が分裂を繰り返し胚盤胞まで成長したときの内部細胞塊から単離，培養された細胞で，ES 細胞もまた**分化万能性**を有している[2)]。

ES 細胞は，上述のように分化万能性と増殖性を併せもっていることから，適切に分化誘導すれば，目的とする細胞，組織，器官を作り出すことも可能となり，さまざまな治療への応用が期待されている。一方で，ヒト ES 細胞を用いる場合の倫理的問題は避けて通れない。つまり，ES 細胞を樹立する際，生命の萌芽である受精卵を破壊することが必須のため，わが国も含めヒト ES 細胞を用いた研究には多くの規制を設けている国もある。

ES 細胞の潜在的問題点を解決する目的で，京都大学の山中伸弥らのグループは，ES 細胞の分化万能性維持に重要な働きをもつ 24 因子に注目し，その中から Oct3/4，Sox2，Klf4，c-Myc の 4 因子を細胞に導入することで，ES 細胞に類似した iPS 細胞（人工多能性幹細胞）を樹立することに成功[3]し（**図 1.2**），2004 年にノーベル医学生理学賞を受賞している。

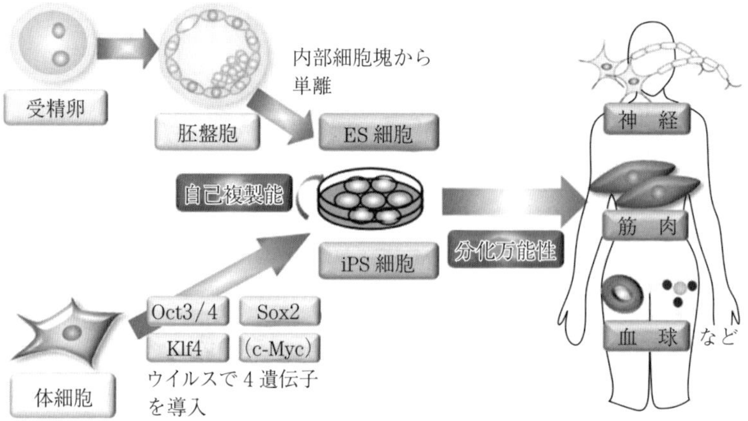

図 1.2　ES 細胞，iPS 細胞と再生医療

iPS 細胞の樹立によって，倫理的問題を排除した万能細胞を獲得する手段を得たことの意義は非常に大きく，再生医療の実現に向けた大きな進歩である。さらに，iPS 細胞は，再生医療への応用のみならず，患者自身の細胞から iPS 細胞を作製し，その iPS 細胞を特定の細胞へ分化誘導することで，従来は採取や培養が困難であった組織の細胞を得ることが可能となる。そして，治療法が確立していない疾患に対して，その病因や発症のメカニズムを解明するために，患者自身の細胞を用いて研究を行うことができ，まったく新しい手法で医学研究を進めることができる可能性をもっている。

1.2.2 間葉系幹細胞

間葉系幹細胞は，中胚葉性組織に起源をもつ体性幹細胞の一種で，骨髄や脂肪，臍帯《さいたい》血などに多く存在している。採取する組織によってその性質が異なると言われている。今日の細胞移植治療において最も注目され，心筋細胞ほか多彩な細胞に分化することが期待されている。しかしながら，幹細胞である定義付けが確立されておらず，その名称に関しても“mesenchymal stem cell”, “marrow stromal cell” など多彩である。ES 細胞と同様な特徴をもつこの細胞は，患者から採取（自家細胞移植治療）が可能であることから理想的な細胞と考えられている。

間葉系幹細胞のもう一つの特徴として，生体内に投与すると組織傷害部位に集積して免疫抑制作用を示すことが知られている。この機能を臨床応用し，移植片対宿主病（graft versus host disease, GVHD）の治療に応用され，JCR ファーマ社より「テムセル®HS 注」として上市†されている[4)]。

1.3 細胞培養の特徴[5)]

iPS 細胞や間葉系幹細胞など，動物細胞の場合，生体から取り出されて初代培養により得た細胞を**初代培養細胞**という。初代培養細胞は，生体内での細胞の性質が比較的よく保たれているが，細胞の純度，性質などが元の生物の状態や実験条件に左右されるため，均一な条件を整えることが困難である。この正常細胞を，長期間にわたって継代することにより，体外で維持され，一定の安定した性質をもつに至った細胞を**株化細胞**と呼ぶ。腫瘍細胞も含め株化細胞を対象とした**継代培養**は，細胞特性を維持しつつ増幅させることを目的とする。一方，細胞治療，再生医療への適用を目指す細胞は，株化されていない細胞，いわゆる初代培養細胞であり，継代培養中に，細胞の純度，性質などが変化することが知られており，移植材としての質を管理することも重要であると考え

† 新薬を製品として市場に出す（市販する）こと。製薬業界の業界用語。

られている。

培養工程において，滅菌することができない原料である細胞，組織を利用するため，**無菌環境**の維持が重要となり（無菌環境下における滅菌原料の利用），さらに，すべての工程でクロスコンタミネーションなどのヒューマンエラーは許されない（エラーの低減）。培養容器内では，培養面に接着して増殖する足場依存性細胞の場合，多くは静置培養で，通気操作も表面通気であり，培養容器内では，気相，液相，固相の各相が存在する不均一系となる（3 相の存在）。培養中は，接着，馴《じゅん》化，分裂，分化などの細胞イベントが存在する（個別時系列イベントの存在）。細胞分裂を繰り返すと，細胞は，遊走しながらコロニーを形成するため，容器内局所で細胞密度の上昇が起き，細胞どうしに囲まれると，分裂を停止する（接触阻害）。その結果，容器内に散在したコロニー内では，その中心と周辺部では細胞の増殖能が異なり（空間的不均一性），細胞が培養面をほぼ全面を覆ったとき（コンフルエント状態），培養面から細胞を酵素処理などによって剥離して再懸濁し，新たな培養容器に再播種する継代操作が必要となる。その際，1 回の培養において，適度な播種密度と到達密度が要求され，増幅には多回の継代培養が不可欠となる（多回の回分操作と継代操作の必須性）。したがって，小型培養容器から大型培養容器まで段階的に変化させるマルチスケールでの培養工程である。

細胞挙動は，患者ごと，採取部位ごと，および継代培養を経るごとに異なる特性（細胞集団的不均一性）を有する。また，患部の大きさや状態は患者ごとで変わるために，個別の要求量に対応した生産スケジュールを立てる必要がある（生産スケールの変動）。したがって，培養状態の把握は不可欠で，情報取得方法について種々検討されているが，培養細胞の希少性より，サンプリングなどの侵襲的な手法によるモニタリングは避ける必要があり，非侵襲で経時的に取得可能な細胞観察が有望な手段であると考えられている（非侵襲的モニタリング手法の利用）。

1.4 細胞製造の考え方[6)]

自家（患者自身から採取した細胞を由来とする）や同種（提供者から採取した細胞を由来とする）の細胞（原料）を用いた移植材（生産物）の生産において，細胞を増幅する継代培養や構造・機能を付与する組織培養は，主要な工程の一つである。章のはじめに示した図のように，自家培養移植もしくは同種培養移植を前提とした細胞，組織の培養では，それぞれ，患者もしくは提供者から必要最小量の細胞または組織片を病院で採取し，これらを原料として，細胞培養加工施設（cell processing facility，CPF）へ搬送される。CPF での製造においては，採取片から，細胞単離，増幅，分化誘導，形成加工を含めた培養を**上工程**（**上流工程**），分離，精製，分注，凍結，梱包を**下工程**（**下流工程**）と呼び，製品としての培養細胞または組織を得る。その後，製品は，病院へ搬送され移植に使用される。主な培養工程は，体内に存在した細胞を容器内で順化するための初代培養，細胞増幅による十分な細胞数の確保のための継代培養，立体構造，分化機能の付与を目的とした組織培養が挙げられる。さらに，再生医療では，細胞採取から CPF までの細胞搬送や出荷後から病院までの細胞搬送，さらには，病院内での院内調製などを含む工程（ここでは，「外工程（外流工程）」とする）の役割が今後，重要と考えられ，一貫した工程の技術構築が不可欠となる。

細胞加工物の製造特徴は，① 細胞自体が製品となるため品質が分子レベルで不確定で，細胞品質に対し主観的判断に依存することがある，② プロセスの変動が品質に大きく影響し，製造期間が長期でその変動を助長する。③ 分離，精製などの下工程の技術に乏しい，④ バッチごとに，製品における不純物（目的外の細胞）の混在割合が変化することがある。結果，その程度が大きい場合には，そのバッチでの製品すべてが不良品となり，いわゆるロットアウトする（従来の歩留まり生産とは異なり，生産損失が大きくなる），⑤ 製品出荷後，病院などでの調製（外工程）を行うことが多く，移植までに品質が変動しやすい，⑥ 製造中，中間産物としての保存が困難であることが多く，連続した工程となる，自家の細胞培養移植の場合は，⑦ master cell（出発細胞基材）が存在せず原料の質が変動しやすい，⑧ 無菌保証のない原料で無菌製品の製造を行うこととなる，⑨ 生産スケールが患者に依存する，などの固有の特徴を有する。

医薬品などの製品に対する製造概念として，「製造における種々の変動を考慮する際の製造設計の容易性」を意味する「製造性」（manufacturability，製造可能性）が挙げられ，この概念に基づき製造プロセスの構築がなされている。細胞加工物の製造の安定性を目指すうえでは，**図 1.3** に示すように，細胞を含む生産物の不確定要素が多い（評価が曖昧であることが多い）ため，細胞製造固有の変動を考慮する必要があり，固有の概念構築が要求される。そこで，「細胞を用いた製造における種々の変動を考慮する際の製造設計の容易性」を細胞製造性（cell manufacturability）と定義し，細胞を用いた製造のための工程（プロセス：加工，反応，形成などを含む），入力（細胞，原材料，資材など），出力（細胞加工物など）からなる系（システム）と外界（環境）において，出力の安定化，高効率化，低コスト化などを考慮し，製造の最適化を行うことが重要となる。

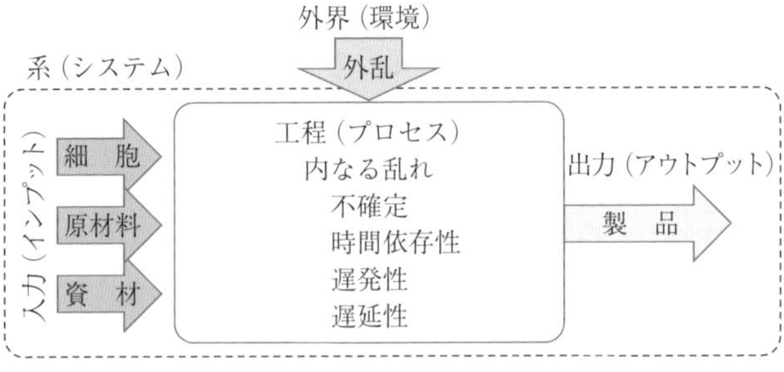

図 1.3　細胞製造性における工程の安定化

細胞製造性の観点から，工程の安定性を損なう変動として，① 外界から系に対する外乱（extrinsic error，無菌環境など）由来の変動，② 入力に対する細胞や原材料および資材由来の変動，③ 工程の内なる乱れ（intrinsic disorder,

操作など）由来の変動（細胞製造固有の変動），④ 実用化に向けた変動（スケールアップなどの開発時から実生産までの入力および工程の柔軟性による変動）が挙げられる。その際，原料であり製品である細胞は，不確定要素が多く，細胞自ら，細胞イベントを引き起こし逐次に状態が変化し（時間依存性），シグナル開始から表現型を提示するまでに時間がかかること（時間遅発性）などの特徴を有し，目的細胞が得られたか否かの判定は，細胞イベントの実時間でなく，検出してからの時間となる（時間遅延性）。したがって，細胞特性および工程の連続性により内なる乱れが増大，累積し，不安定性が増大し，得られる細胞群が不均質，かつロット間に変動が発生しやすくなると考えられる。

1.5 お わ り に

再生医療の発展に伴い，治療に用いる細胞の培養技術が改めて重要視されることとなり，さまざまな道具が生み出されてきた。しかし，細胞レベル（μm），コロニー・集塊レベル（mm），組織・臓器（cm），人体レベル（m）のマルチスケールに対する道具については，依然不足している。また，2006 年におけるマウス iPS 細胞の創出以来，幹細胞研究がいっそう活性化され，現在では，その多様な分化能により，これまで増殖が困難であった細胞種の幹細胞からの大量分化が見込まれる。この技術は，これまで増殖能が低いために培養不可能であった，心筋細胞，膵島細胞，網膜色素上皮細胞，肝細胞などの大量調製を可能とし，これらの細胞由来の組織化を伴った再生医療への展開が期待されている。その中で，種々のレベルでの道具構築は，幹細胞研究の進歩とともに，よりいっそう必要とされ，再生医療を支援する産業の発展の一翼を担うと思われる。

病気で苦しんでおられる患者とわれわれでは，一日一日の重みが異なる。再生医療を一日でも早く，夢の医療から汎用的な医療として実現化させることは，患者にとって大きな福音になることは言うまでもない。

引用・参考文献

1) Langer R and Vacanti JP：Science, **260**, 5110[†1], pp. 920-926 (1993)
2) Evans MJ and Kaufman MH：Nature, **292**, pp. 154-156 (1981)
3) Takahashi K and Yamanaka S：Cell, **126**, pp. 663-676 (2006)
4) http://www.jcrpharm.co.jp/biopharmaceutical/product_tem.html（2019 年 7 月 20 日確認）[†2]
5) 紀ノ岡正博：再生医療におけるコトづくりと細胞製造性に基づくプロセス構築，化学工学，**81**，pp. 140-143（2017）
6) 紀ノ岡正博：細胞治療・再生医療における継代培養，動物細胞培養の手法と細胞死・増殖不良・細胞異変を防止する技術，pp. 13-19，技術情報協会（2014）

†1　論文誌・雑誌の巻番号は太字，号番号は細字で表記する。
†2　本書に掲載する URL は，編集当時のものであり，変更される場合がある。

2　生体力学シミュレーション

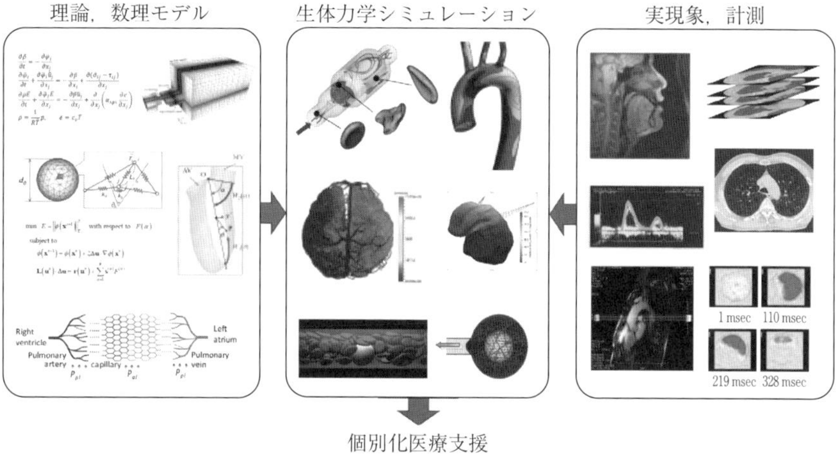

MRI や X 線 CT，超音波計測装置を用いれば，容易に器官の形態や動きなどを医用画像として非侵襲的に取得することができる。生体内の観察を可能にしたこれらの計測技術は，臨床医学に大きな進歩をもたらしてきた[1)]。

工学の場合と同様に，臨床においても診断は，現象を観察し，それを分析することによって行われる。しかしながら，臨床では計測や観察に重点が置かれ，分析や判断は専門医の経験や学習に基づいて行われる場合が多い。計測機器が進歩して得られる情報量が増大するほど，また，対象となる現象が複雑になるほど，取得したデータを分析する能力が要求されるが，それを支援する技術はまだ十分に整備されていない。

近年，**人工知能**（artificial intelligence，**AI**）技術を応用した画像認識など，医療における情報科学的アプローチが注目されているが[2)]，個体差の大きい患者個別のデータ分析において，必要なサンプル数と信頼性のある医療データを収集するのは容易ではない。提供される計測データを的確に分析し，高度な診断に結び付けていくためには，観察している現象そのものの物理的理解とそれを引き起こすメカニズムの解明も必要となる。この問題に対して生体力学**シミュレーション**は有効な手段であるが，計測結果や観察結果をエビデンスとする臨床現場では，シミュレーションによる現象の分析や評価が広く受け入れられているとは言い難いのが現状である。

本章では，循環器系を例にとり，計測に基づく現象論的理解を主体とする医療と，力学解析に基づく理論的理解に重点を置く**バイオメカニクス**を結び付ける生体力学シミュレーションについて解説する。

2.1　計算モデルと解析手法

物質の運動や変形，流れ，輸送といった物理現象は，質量や運動量，エネルギーの保存則から導かれる**平衡方程式**や**連続の式**，**ナビエ-ストークスの式**などの支配方程式によって記述される。そこでの理論は**連続体力学**として体系化されている。時空間場におけるこれらの支配方程式は偏微分方程式となるが，空間場を質点に集中させると常微分方程式となる。前者は**分布定数モデル**，後者は**集中定数モデル**と呼ばれる。生物学では集中定数モデルが用いられる場合が多いが，連続体としての空間場の制約や物理量の分布の理解が本質となるバイオメカニクスの場合，分布定数モデルが用いられる場合が多い。

与えられた初期条件と境界条件のもとで，支配方程式の近似解を数値的に解く方法として，構造解析では**有限要素法**が，流体解析では**有限差分法**や**有限体積法**が知られている。これらの手法では，解析領域を計算格子に分割する必要がある。このほか，計算格子を用いない**粒子法**[3]や，格子点上に定義される仮想粒子の並進と衝突を，速度分布関数を用いて逐次計算する**格子ボルツマン法**[4]が流体解析では用いられる。

解析領域の境界に適合した格子（非構造格子）を用いたほうが，数値解析の精度を高めることができるが，複雑な形状を扱う生体シミュレーションでは非構造格子の生成は面倒な作業となる。一方，直交格子は格子生成が容易であり，自動化が可能で，特にオイラー座標を用いる数値流体解析に適しているが，境界面の形状が階段状になる欠点がある。これを改善する方法として，**埋込み境界法**[5]やカットセル法[6]，**VOF（volume of fluid）法**[7]など，境界を支配方程式の中に組み込む方法が提案されている。さらに，**レベルセット法**[8]や フロントトラッキング法[9]などの境界面を捕獲する手法と合わせて，複雑な流体構造連成問題の数値解析に適用されている。

2.2 個別化医療支援に向けた生体力学シミュレーション

本節では，計算力学に立脚した個別化医療支援技術の確立を目指して研究開発が進められている生体力学シミュレーションの事例を紹介する。

2.2.1 4次元 CT 画像データに基づく左心房内血流解析

4次元 CT 装置を用いて，**心電図同期**させて複数の拍動周期にわたり胸部 CT 撮影を行えば，1心拍中の各位相における心臓の3次元形状を取得できる。こうして得られた動画像から心臓内の血流場を推定する問題を考える。

血流シミュレーションを行うためには，**境界条件**として壁面の移動速度が必要となる。厳密には壁の弾性変形を解析する必要があるが，ここでは心壁面を三角形要素に分割し，各位相間で対応する節点群を3次元形状から統計学的に推定する方法を用いて各節点の移動速度を求めた[10]。血流計算には直交格子を用い，これらの壁面の移動境界を VOF 法の一種である BDI（boundary data immersion）法を用いて処理した[11]。

図 2.1 は，4次元 CT 画像から推定した1心拍中における左心房・左心室内の血流動態のスナップショットである。壁面以外の境界条件としては，肺静脈断面で圧力一定とし，左室収縮期には僧帽弁は閉鎖し，拡張期には僧帽弁を開放して患者個別に計測した左心室への流出流量を与えた。得られた結果は生理学的知見と定性的に一致しており，CT 動画像から血流場を再現できることがわかる。こうした血流シミュレーションの精度を高めるために，**超音波ドップラー**や**位相コントラスト MRI** で測定される血流速度データと同化させる手法も提案されている[12]。

このように MRI や CT の医用画像から得られる血管や臓器などの実形状に

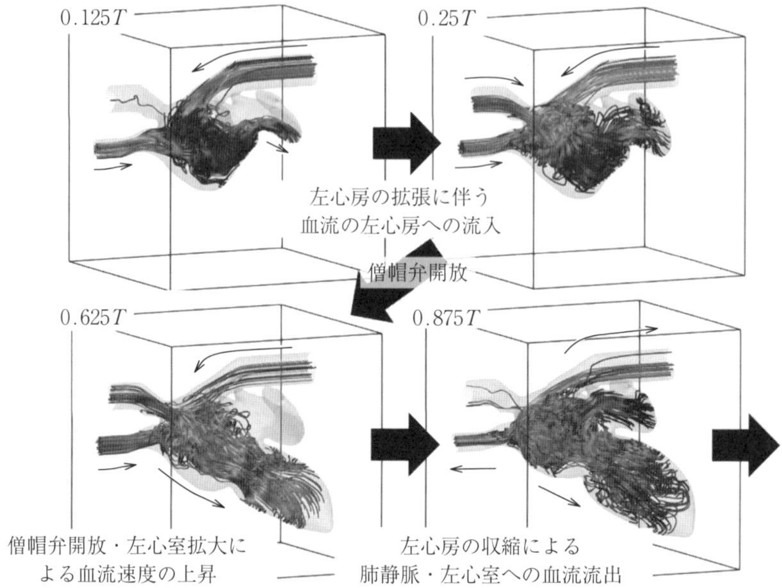

図 2.1　1 心拍中における左心房・左心室内の血流動態のスナップショット

基づいて行う計算力学解析は，**イメージベーストシミュレーション**と呼ばれる。得られた物理情報を医用画像にフィードバックすることにより，観察される現象を理論的に理解し，患者個別の診断や治療に応用することが可能とな

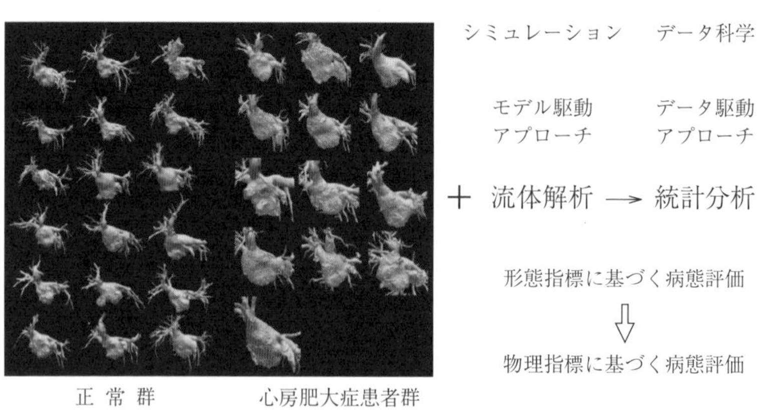

図 2.2　イメージベーストシミュレーションによって得られる
物理指標に基づく病態評価

る。ここで示した複雑な心臓内の血液の流れ場は，心原性脳梗塞を引き起こす左心房内血栓症のリスクと関係すると考えられており，心房肥大や肺葉切除による肺静脈血流量変化に対して，流体解析を介した患者個別の物理指標に基づく病態評価が試みられている[10),11)]。そこでは**図 2.2** に示すように，シミュレーションによるモデル駆動型アプローチと，統計データからリスクを正しく評価するデータ駆動型アプローチの統合が鍵となる。

2.2.2　脳動脈瘤治療支援のための計算力学シミュレーション

コイル塞栓術は，未破裂脳動脈瘤の破裂を予防する血管内治療法の一つであり，**血管カテーテル**を用いて金属製の塞栓コイル（**図 2.3**）を瘤内へ留置し，瘤内部を血栓化させて動脈瘤を安定化させる方法である。この方法は侵襲性が低く，従来の開頭を要するクリッピング術に代わり，近年急速に普及してきたが，患者ごとに形状や血流動態が異なる動脈瘤へのコイル挿入において，コイルの充填率が同じでも治療効果が異なることが報告されている[13)]。また，コイルのサイズや種類の選択，留置手順が経験的に決定され，瘤内におけるコイルの偏在や逸脱といったリスクを抱えている。こうした問題を力学的に解析するために，挿入されるコイルの物理的挙動を**図 2.4** に示すような力学モデルで記述し，動脈瘤内のコイルの形状をリアリスティックに再現して塞栓効果を評価するシミュレータの開発が行われている[14),15)]。

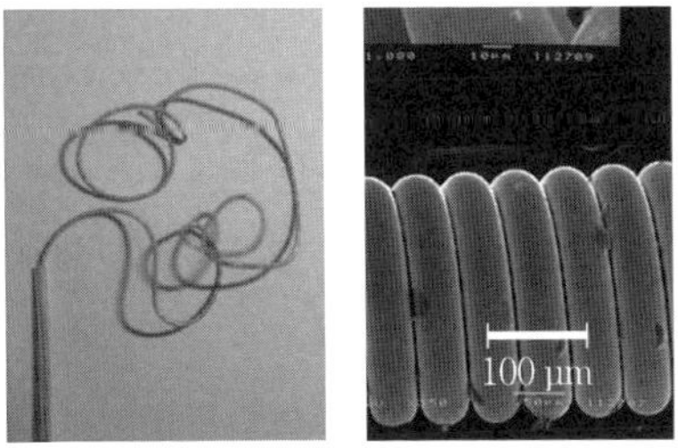

図 2.3　塞栓コイル

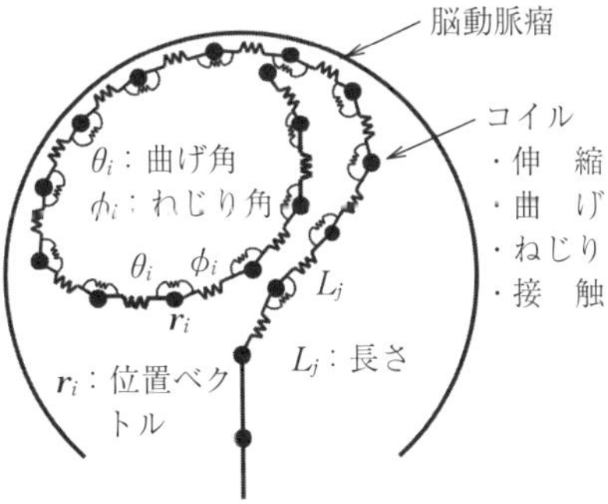

図 2.4　塞栓コイルの力学モデル

図 2.5 に，脳動脈瘤コイル塞栓治療支援のためのフレームワークを示す。医用画像から得られた脳動脈瘤の実形状モデルに，コイルを挿入した状態が得られる（図 2.5 右上）。ここでは，コイルの伸縮，曲げ，接触を考慮した力学モデルを用いた。コイルの充填率は，臨床において十分とされる 27％とした。得られたコイル形状に基づいて動脈瘤内の血流計算を行い（図 2.5 右下），瘤中央断面における血流速度および**せん断速度**分布を求めた結果を**図 2.6**（a）に示す[14]。充填されたコイルにより動脈瘤内の血流速度は十分に低下しているが，ネック部ではせん断速度が高い領域が形成され，**血栓**が形成されにくいことがわかる。動脈瘤のネック部では動脈瘤の再拡張が起きやすいことから，このような高せん断領域の形成が関与していることが考えられる。

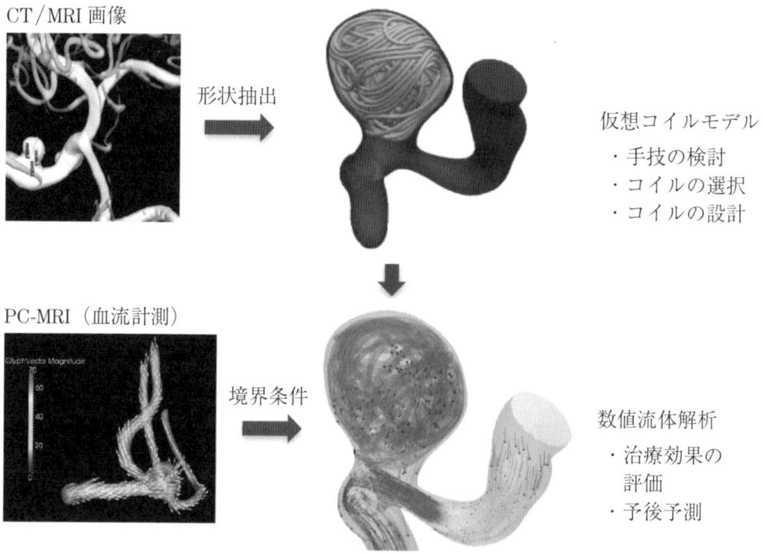

図 2.5　脳動脈瘤コイル塞栓治療支援のためのフレームワーク

このような特性は，コイルによる流体抵抗を巨視的に表現する**多孔質体モデル**による流体解析では得ることができず（**図 2.6**（b）），コイルの形状を考慮した解析が必要となる。また，コイル塞栓術をより安全かつ確実な治療法に改善していくためには，図 2.5 に示したように，デバイスの物理的挙動を把握

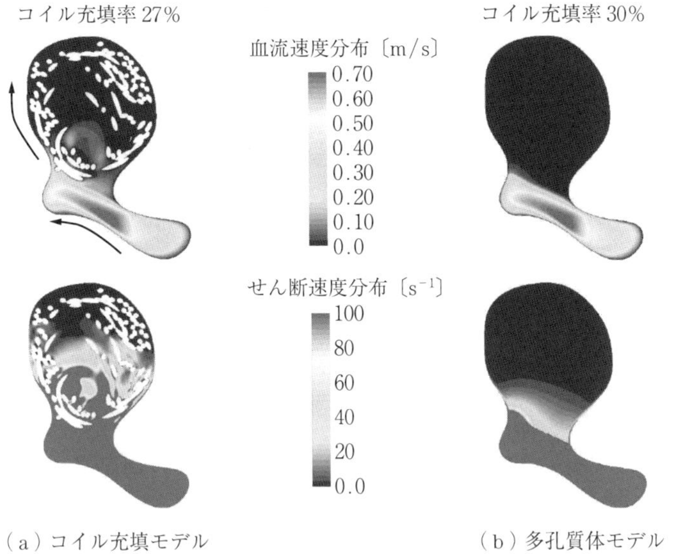

図 2.6　コイルを充填した動脈瘤内の血流速度分布（上）とせん断速度分布（下）[14]

し，術者の経験と理論的解析とを統合し，コイルの設計から手技の検討，治療効果の評価，予後予測をする計算力学解析プラットフォームの構築が必要である。

2.2.3　血流のマルチスケールおよびマルチフィジックスシミュレーション

マクロスケールで見れば血液は流体のように振る舞うが，血液の体積の約半分は固体成分である赤血球で占められており，流体成分の血漿中での赤血球の変形や相互作用が，マクロな血液の流動特性を決定している。こうした流体や固体が混在する複雑な物理現象もマルチスケールおよびマルチフィジックスシミュレーションで再現することが可能となってきた[16)~18)]。

図 2.7 は，微小血管内における赤血球と，さまざまなサイズ，形状の細胞の流れの数値解析結果である。ここでは，流体解析には格子ボルツマン法が，細胞膜の変形と血漿流れの流体構造連成には境界埋込み法が使われている。赤血球以外の腫瘍循環細胞や白血球，血小板は軸集中した赤血球によって壁近傍へ押し出される様子や，血管径が赤血球の直径と同程度な毛細血管内では，赤血

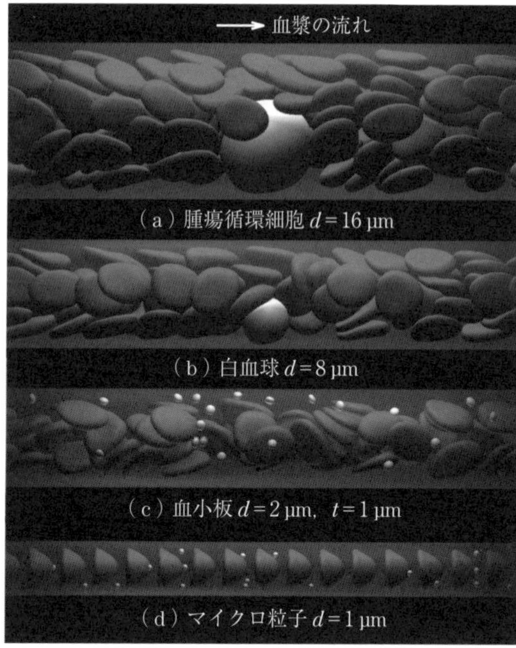

図 2.7　微小血管内における赤血球（直径 $d=8$ μm, 厚さ $t=2$ μm）とさまざまなサイズ, 形状の細胞の流れの数値解析結果[16),17)]

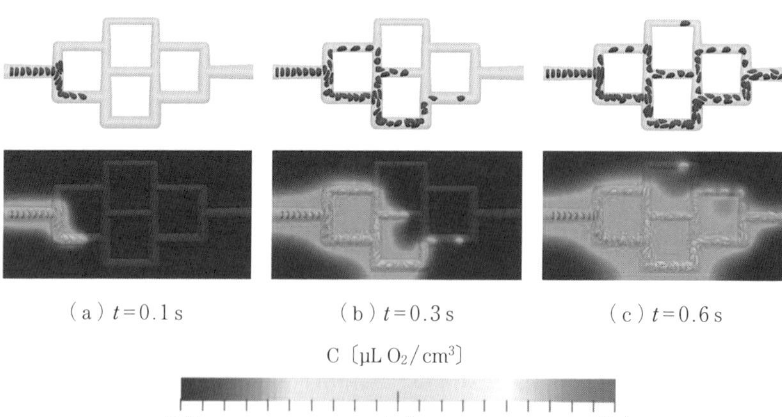

図 2.8　毛細血管を流動する赤血球と周辺組織への酸素輸送

球はパラシュート形状で流れる様子など，実際に実験で観察される様子が再現されている。さらに，物質輸送モデルを連立させると，**図 2.8** に示すように毛細血管網から周辺組織へ酸素が輸送される様子もシミュレーションすることができる。こうした解析は，つねに酸素供給が必要な脳における微小循環の構造と代謝機能との関係を理解するうえでも重要である。

図 2.9（a）に示すように多数の赤血球を含む血液にせん断流れを与え，マクロな血液の粘性抵抗を調べた結果を図 2.9（b）に示す。せん断速度の減少とともに血液の粘度が増加する血液の**非ニュートン性**が，赤血球の流動挙動レベルから再現されていることがわかる。こうしたシミュレーションは，赤血球の形状や変形能が血液循環に及ぼす影響を明らかにしたり，血栓が形成されるメカニズムの解明に応用できる。

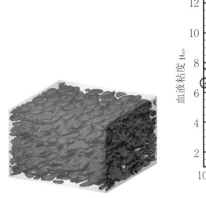

（a）せん断流れ下での挙動

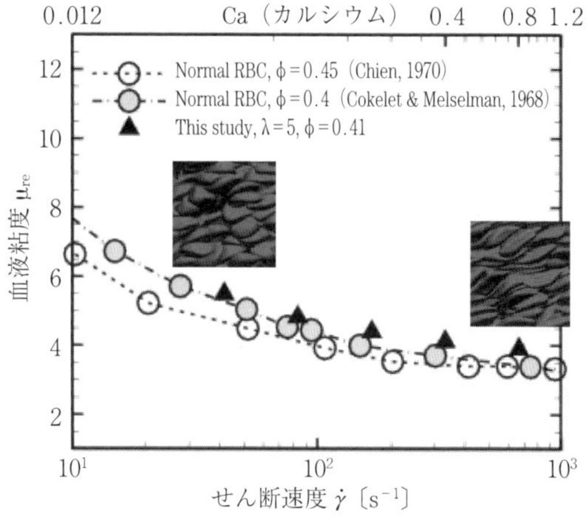

（b）血液粘度とせん断速度との関係

図 2.9　せん断流れ場における赤血球濃厚懸濁液（Hct 41）の数値解析[18]．

2.2.4　全脳血液循環シミュレーション

脳循環は，神経活動に必要な酸素や栄養を脳組織に供給するために重要な役割を果たしている。しかし，脳のすべての血管に血液が滞りなく送り込まれる仕組みや局所的に脳血流量を制御するメカニズム，および脳血管障害が生じたときの応答など，まだ明らかにされていないことが多い。また，脳血管の複雑な3次元構造と脳血流動態との関連もまだ明らかではなく，その物理的本質の解明，医学的知見の獲得および医療への展開が望まれている。そこで，医用画像データと数理モデルを組み合わせることにより，個別の全脳レベルの血管モデルを構築し，スーパーコンピュータ「富岳」を用いて大規模な脳血流解析を行うためのシミュレータの開発が進められている[19)]。

医用画像計測データと数理モデルの複合による脳血管モデル構築の基本コンセプトを，**図2.10**に示す。脳皮質の形状はMRI 3次元T1画像より抽出し，主要血管の形状は**血管造影**CT画像から得る。また，脳皮質全域に血管網が行き渡るように多階層の血管分岐生成アルゴリズムを開発し，計測された主要血管から派生する動脈系および静脈系の微小血管モデルを構築する。**図2.11**に，

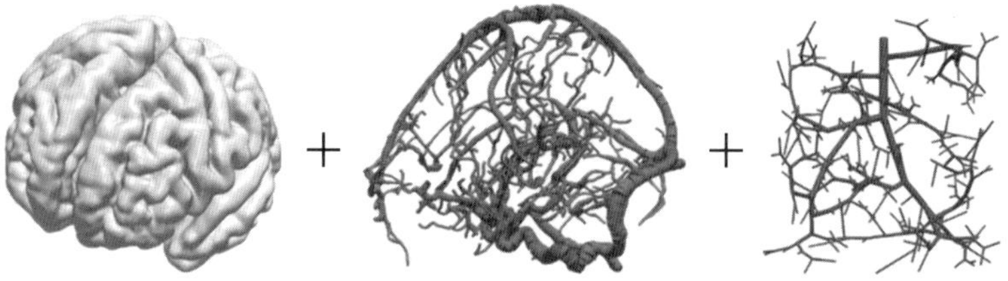

（a）MRI計測に基づく脳形状　（b）造影CT計測に基づく脳血管　（c）数理モデルによる血管

図2.10　医用画像計測データと数理モデルの複合による脳血管モデル構築の基本コンセプト

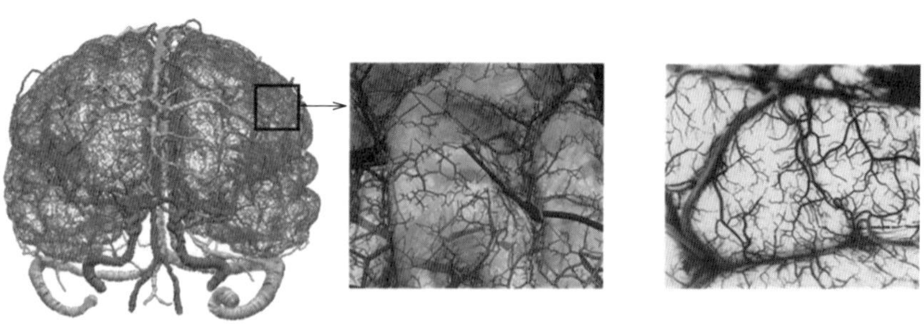

（a）提案した脳血管モデル　（b）ヒト脳の観察結果（Duvernov et al., 1981）

図2.11　ヒト大脳を対象とした脳血管モデルと脳表層における観察結果との比較

ヒト大脳を対象とした脳血管モデルと脳表層における観察結果との比較を示す。拡大図は脳皮質表面における血管の分岐構造を示したもので，血管の本数や密度など実際の観察結果に近い構造を再現することができた[20)]。

つぎに，構築した全脳レベルの血管モデルを用いて，大規模血流シミュレーションを実行した。ここでは，直径 400 μm までの脳血管を対象とし，直径がそれ以下の動脈と静脈血管は簡略させた。流体解析には大規模解析に適した格子ボルツマン法を用いた。格子サイズは 60 μm とし，適合ドメイン法[21)]を用いて，境界面の計算精度を上げるとともに，計算に不要な格子を削減した。計算に用いた総格子数は約 4 億で，それを 20 000 ノードの領域に分割し，京コンピュータ[†]を用いて**並列計算**を行った。シミュレーション結果のスナップショットを**図 2.12** に示す。

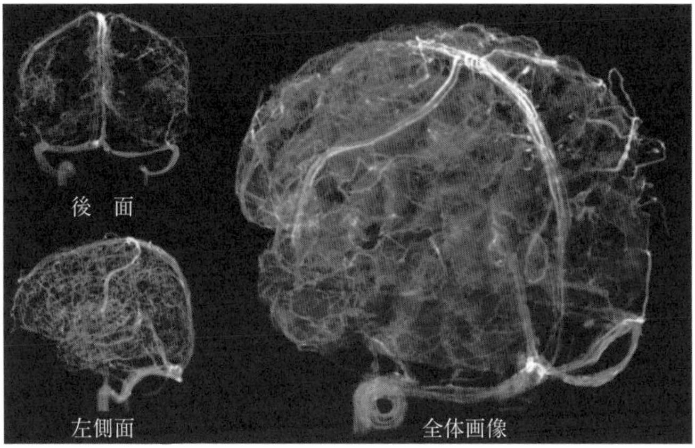

図 2.12 脳循環の大規模血流シミュレーション結果のスナップショット

図 2.12 は，左右の内頸動脈動脈および椎骨動脈から造影剤を模擬した液体を一定量注入する計算を同時に行い，血液の流れを可視化したものである。流入した血液が脳全体へ行き渡り，その後，頸静脈から流出する様子が表現され

† わが国の国家プロジェクトとして開発されたスーパーコンピュータ。10 ペタ（1 京）フロップスの計算処理能力を有する。現在は性能が 100 倍程度向上した「富岳」に置き換えられている。

ている。2020年から稼働する京コンピュータの後継機である「富岳」を利用すれば，計算の空間解像度を最高10 μm程度まで上げることができる。このような大規模シミュレータは，患者個別の全脳レベルの血液循環動態を把握する計算解析ツールとして期待されている[19)]。

引用・参考文献

1) 陣崎雅弘：循環器疾患の画像診断—現状と進歩，循環器ジャーナル，**67**，3，医学書院（2019）
2) Chinzei K, et al.：Regulatory Science on AI-based Medical Devices and Systems, Advanced Biomedical Engineering，**7**，pp.118-123 (2018)
3) 越塚誠一，日本計算工学会 編：粒子法，丸善 (2005)
4) Geier M, et al.：The cumulant lattice Boltzmann equation in three dimensions, Theory and validation, Computers & mathematics with Applications，**70**，4，pp.507-547 (2015)
5) Peskin CS：The immersed boundary method, Acta Numerica，**11**，pp.1-39 (2002)
6) Aftosmis MJ：Solution Adaptive Cartesian Grid Methods for Aerodynamic Flows with Complex Geometries, VKI Lecture Series (1997)
7) Hirt CW and Nichols BD：Volume of Fluid (VOF) Method for the Dynamics of Free Boundaries, Journal of Computational Physics，**39**，pp. 201-225 (1981)
8) Sussman M, Smereka P, and Osher S：A Level Set Approach for Computing Solutions to Incompressible Two-Phase Flow, Journal of Computational Physics, **114**，1，pp. 46-159 (1994)
9) Unverdi SO and Tryggvason G：A front-tracking method for viscous, incompressible, multi-fluid flows, Journal of Computational Physics，**100**，1，pp.25-37 (1992)
10) Otani T, Shiga M, Endo S, and Wada S：Performance assessment of displacement-field estimation of the human left atrium from 4D-CT images using the coherent point drift algorithm, Computers in Biology and Medicine, Computers in Biology and Medicine，**114**，pp.103454 (2019)
11) Otani T, Al-Issa A, Pourmorteza A, McVeigh ER, Wada S, and Ashikaga H：A Computational Framework for Personalized Blood Flow Analysis in the Human Left Atrium, Annals of Biomedical Engineering，**44**，11，pp.3284-3294 (2016)
12) Ii S, Mohd AH, Watanabe Y, and Wada S：Physically consistent data assimilation

method based on feedback control for patient-specific blood flow analysis, Int J Numer Meth Biomed Engng, **34**, 1, e2910 (2018)

13) Sluzewski M, et al.：Relation between Aneurysm Volume, Packing, and Compaction in 145 Cerebral Aneurysms Treated with Coils, Radiology, **231**, 3, pp.653–658 (2004)

14) Otani T, Ii S, Shigematsu T, Fujinaka T, Hirata M, Ozaki T, and Wada S：Computational study for the effects of coil configuration on blood flow characteristics in coil-embolized cerebral aneurysm, Medical & Biological Engineering & Computing, **55**, 5, pp.697–710 (2017)

15) Otani T, Shindo T, Ii S, Hirata M, and Wada S：Effect of Local Coil Density on Blood Flow Stagnation in Densely Coiled Cerebral Aneurysms, A Computational Study Using a Cartesian Grid Method, J Biomech Eng., **140**, 4, 041013 (2018)

16) Takeishi N, Imai Y, Nakaaki K, Yamaguchi T, and Ishikawa T：Leukocyte margination at arteriole shear rates, Physiol, Rep., e12037 (2014)

17) Takeishi N, Imai Y, Yamaguchi T, and Ishikawa T：Flow of a circulating tumor cell and red blood cells in microvessels, Phys., Rev., E, 063011 (2015)

18) Takeishi N, Rosti ME, Imai Y, and Wada S：Haemorheology in dilute, semi-dilute and dense suspensions of red blood cells, Journal of Fluid Mechanics, **872**, pp.818–848 (2019)

19) 和田成生，伊井仁志：全脳循環シミュレータの開発：脳血管の構造とモデル化，ポスト「京」重点課題 2，News Letter，**13**，pp.2–5（2018）

20) Ii S, Kitade H, Ishida S, Imai Y, Watanabe, Y, and Wada S：Hybrid modeling of whole-scale cerebrovasculature based on personalized morphometry and mathematical algorithm, submitted to PLOS Computational Biology, **16**, e1007943 (2020)

21) Miki T, Wang X, Aoki T, Imai Y, Ishikawa T, Takase K, and Yamaguchi T：Patient-specific modeling of pulmonary air ow using GPU cluster for the application in medical practice, Computer methods in biomechanics and biomedical engineering, **15**, pp.771–778 (2012)

3　多元計算解剖学：人体を総合的に理解する

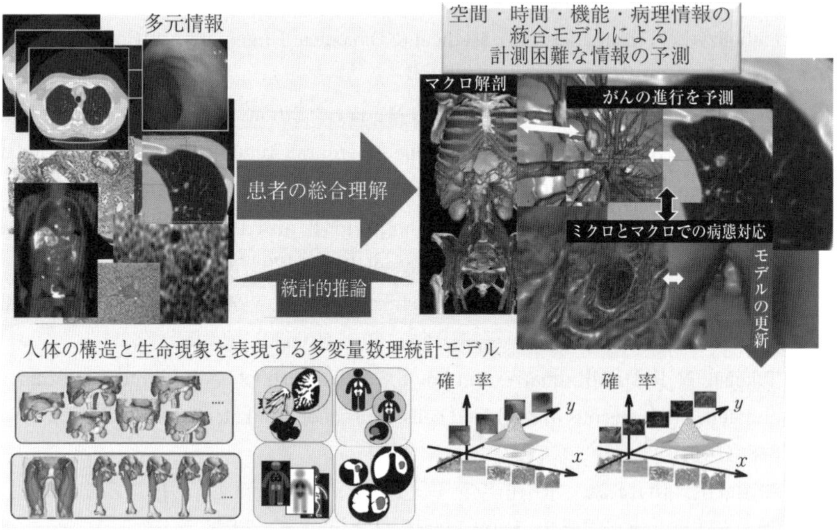

本章で述べる多元計算解剖学は，医用画像を介して「人体の総合的理解」を深めることを目的とした新学術領域である。従来計測できなかった画像上の特徴を情報として抽出し，まったく新しい角度からの情報を提供することで，より新しい発想による病態の解明，革新的診断方法や治療方法の創出に貢献できることを目標としている。本領域の創成には，情報工学や，計算科学，数理統計学，形状工学，医学，生体医工学など数多くの異分野の研究者がもつ知識や技術，経験が必要で，領域横断的な研究によって初めて成立する新学術領域である。多元計算解剖学は 2014 年に文部科学省の「新学術領域」として採択されたプロジェクトで，数理統計学的理論を体系化し，多元計算解剖モデルを確立するために，国内外の多くの異分野の専門家とともに国際共同研究を行い，新学術領域「多元計算解剖学」の確立と普及・発展を目標として，若手人材育成にも重点的に取り組んでいる。

3.1 新学術領域「多元計算解剖学」の確立

多元計算解剖学は，近年の科学技術の急速な発展と，より精密でエビデンスに基づいた質の高い医療を求める臨床現場の要求を背景に誕生した。多元計算解剖学では，CT，MRI，PET，内視鏡画像，超音波画像，病理画像，そのほか多機能検査画像など多種多様な医用画像を，空間，時間，機能，病理の四つの軸において多元化し，すべての多元情報を**多元計算解剖モデル**としてシームレスに融合させることにより，一人一人のダイナミックな生きたヒトの解剖を総合的に理解することを支援し，より高度の革新的診断・治療方法の創出と生命科学の発展に寄与することを目指す新しい学問領域である。

3.1.1 新学術領域としての目的

多元計算解剖学[1)]は，医用画像を介して「人体の総合的理解」を深めることを目的とした新学術領域である。具体的には，ヒトの胎児から死亡時まで，秒単位から分・時間・年単位まで，ヒトの一生の時間軸上の身体の形態変化や，病気の進行，腫瘍の増大に伴うミクロおよびマクロレベルの形態，ならびに機能変化，身体の生理学的機能変化，病変部位の病理学的変化など，時間，空間，機能，病理軸上の情報の変化を多元化して**数理統計学**的に記述し，より普遍的な多元計算解剖モデルを確立する。

多元計算解剖学では，多元計算解剖モデルを確立し，ダイナミックな生きたヒトの解剖をより深く理解できるようにするため，各種モダリティの医用画像情報を，生化学や，生物学，物理学，生理学，病理学的アプローチから見た情報に変換する。あるいは，分子レベルから細胞や組織，臓器レベルでの変化を，ミクロレベルからマクロレベルでの解像度の変化としてシームレスな情報に変換することで，時間や空間，機能，病理軸上の情報を，形態情報の変化として表現し，従来計測できず可視化できなかった現象を計測可能にして可視化する。経時的な変化から数理統計学的に近未来の時空間における姿，形，機能，病理学的変化を予測できる多元計算解剖モデルを構築する。個々の時点やレベルにおける姿，形を投影したあるモダリティの医用画像に，時間軸上の情報や，空間位置情報，機能軸情報，病理軸情報を統一した言葉で注釈としてタグを付ける（この作業をアノテーションと呼ぶ）。つぎに仮想空間上で軸を一致させ，経時的な変化を数理統計学的予測モデルとして数式で記述する。

例えば，胃がん患者の CT 画像や，MRI，超音波画像，内視鏡画像，病理画像など，検索の目的に応じてモダリティ間の相互関係を数式として記述することで，異なる画像情報から，がんの質的診断（放射線診断や病理診断）や，浸潤範囲，残存機能，生命予後などの予測を確率論的に推測することができる（**図 3.1**）。さらに，ヒトの胎生期から幼少期，小児，成人，老人，死後に至るまでの身体の変化や手術後の身体や臓器の変化（**図 3.2**）を医用画像のデータ

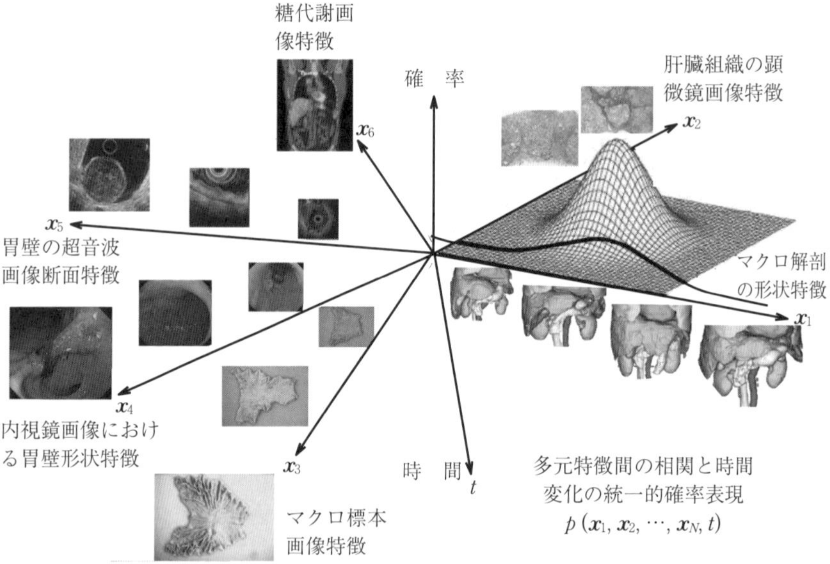

一人の胃がん患者の内視鏡画像，超音波画像，PET 画像，手術標本の間における特徴間の相関を時間変化の統一的確率で表現し，モデル化することで，がん細胞の増殖過程を推測できる。また，一つの画像から位置座標が一致したほかのモダリティ画像を描出することで，ある医用画像が有する臨床的意義を推測できる。

図 3.1　多元計算解剖モデル臨床応用例

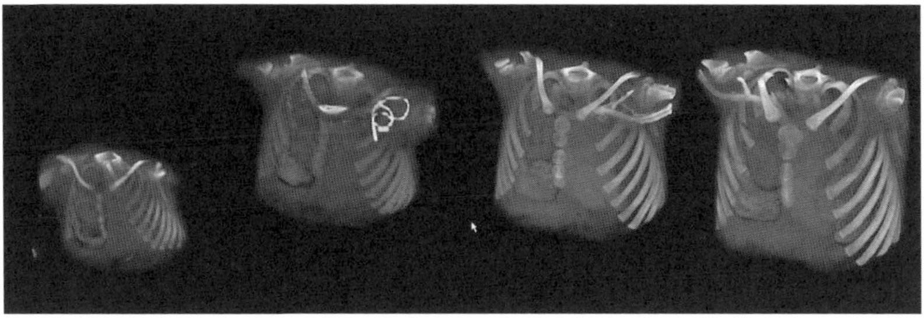

術後の MRI 撮影による経時的変化を多数例蓄積し，データベース化して内部臓器の成長モデルを構築する。個々のデータを入力すると，診断時低形成であった肺の術後 x 年後の成長過程を推測することができる。

図 3.2　先天性横隔膜ヘルニア修復手術後の胸腔内臓器経年変化

ベースとして蓄積しモデル化することで，ある特定の個人の成長や身体の変化を予測することができる。また，腫瘍の増殖パターンを経時的に多種多様な医用画像として蓄積し，腫瘍増殖モデルを構築することで，がんの生物学的特徴の描出や，がんの浸潤，転移，進行状況を予測し，手術後の臓器の残存機能や患者の生命予後を推測できる。

ある臓器の対象に対して，時空間軸上の経時的変化や，さまざまな機能や病理学的意義を示す異なるモダリティの医用画像情報の特徴を抽出し，各画像間の数理統計学的予測モデルを確立することで，従来予測または計測できず，いままで誰も見たことのない現象をまったく新しい観点から観察し，検討することができるようになる。結果として，より新しい発想による病態の解明や，革新的診断方法や治療方法が創出される可能性が大きくなると期待される。

多元計算解剖学の創成には，情報工学や，計算科学，数理統計学，形状工学，医学，生体医工学など数多くの異分野の研究者による学際的研究が必要で，飛躍的な発想の創出には，領域横断的研究の活性化と，この分野の人材育成が重要である。

3.1.2　多元計算解剖学の概念

2009 年文部科学省「新学術領域」に採択された「計算解剖学」[2] では，CT

を用いて単一次元の医用画像から特定臓器の自動抽出などに成功し，CT における 2 次元解剖図の完全理解を達成した。しかし，これだけでは，医療現場の臨床判断の支援には不十分であるとの結論から，「多元計算解剖学」では，目の前にいる人体を，ミクロレベルからマクロレベルまでシームレスに，4 次元のダイナミックな動きとして総合的に把握し，医用画像の臨床的意義の理解を支援することを目標とした。結果として，革新的診断・治療法の創出につなげることを目的とする。多種多様な医用画像情報を時間，空間，機能，病理軸上のより高度に多元化した情報と統合するという新たな発想のもとに，2014 年度文部科学省新学術領域「多元計算解剖学」として採択され，創設された。

従来の計算解剖学[2)] は，CT 画像上の“正常成人の臓器構造”を統計的に記述した「計算解剖モデル」を構築することで CT 画像の読影を支援し，CT 画像の理解を深めることに成功した。これは，3 次元情報である CT 画像の大量データの数理統計学的解析に基づいた結果であり，近年の医用イメージング技術の進歩と情報学の融合した成果と言える。

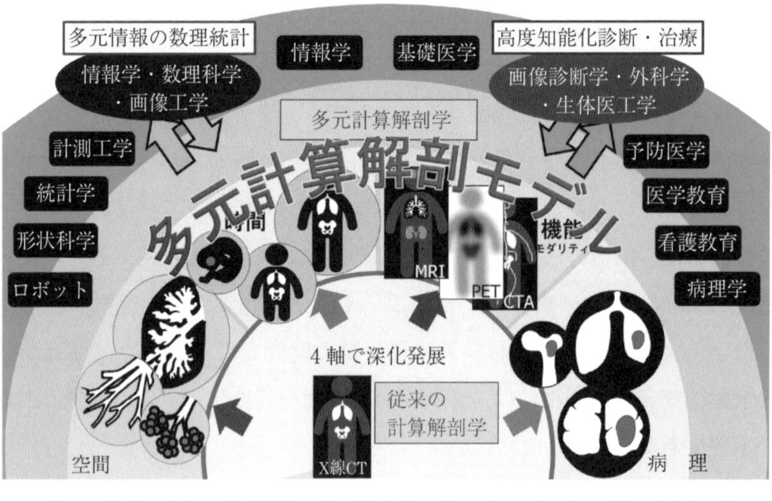

時間，空間，機能，病理軸上の情報と医用画像の統合を図り，多元計算解剖モデルを確立する。

図 3.3　多元計算解剖モデル

その医用画像情報を最大限に有効活用する方法論は，CT 画像のみならず，MRI，超音波画像，病理学の光学顕微鏡画像，外科領域の術中内視鏡画像，PET などの各種機能画像など，今日，日常診療で必須となっているさまざまな画像に対しても，問題となる課題を抽出し，それに対する解決策を具体的に検討することで適用は可能と思われる。ヒトの生きた解剖を可視化し，関連する情報を統合することで総合的理解を支援し，新たな診断・治療法の創出に貢献できると考える。課題として，これら多様な画像は，従来の計算解剖学の対象画像を空間，時間，機能，病理の四つの軸において多元化したものと考えることができる。多元計算解剖学では，これらに対する個別モデルの構築ではなく，すべての多元情報を「多元計算解剖モデル」としてシームレスに融合させることにより，個別の静止画像の理解にとどまらず，ダイナミックな生きた人体解剖の総合的理解を支援する（**図 3.3**）。

3.1.3 多元計算解剖学の四つの軸と多元化

多元計算解剖学と同様に人体の総合的理解を目的とする新しい学問領域として**フィジオーム**（**physiome**）がある。フィジオームが，ゲノムタンパクから細胞，組織，臓器へボトムアップで「生命現象の理解」を目指すのに対し，マクロレベルでの臓器形状の数理統計モデルを出発点として，これを空間，時間，機能，病理の四つの概念において多元化する多元計算解剖学のアプローチは相補的役割を果たす。以下にこの四つの軸の概念について説明する（図 3.3）。

（1） **時間軸**：従来の医用画像の読影は，診断時，治療時，死亡時などの限られた時点，スポットの単位における画像を扱うが，多元計算解剖学では，対象によって秒単位から，分，時間，年，生涯レベルまでの時間の単位における医用画像を対象とする。これにより胎時期や乳幼児期，小児，成人，老人，死後の臓器の発達や変性パターン，疾患の発生様式，治療後の臓器変形や発達の様式，残存臓器機能や生命予後などを予測できる生体シミュレーションモデルを構築する。多元計算解剖モデルを用いることで，確かな診断支援だけでなく，治療計画，治療時の画像誘導，治療結果の予測，生命予後予測，予防医学への応用展開までを扱い，診断・治療の最適化に寄与する。

（**2**）　**空間軸**：取り扱う医用画像として，従来のX線CTだけでなく顕微鏡画像，マイクロCT，MRI，PET，超音波画像，内視鏡画像，病理画像などの各種医用画像も対象に加え，階層構造をもつ人体構造のマクロ構造からミクロ構造までをシームレスに取り扱うことにより，多元計算解剖モデルによる人体の数理統計学的記述を臓器レベルから細胞レベルまで到達させる。これにより，マクロレベルの変化をミクロレベルでの変化としてとらえることができるようになり，経時的な4次元空間に広がる病態の把握とそれに対する対応策を講じるうえで，従来法では想像することですらできなかった新しい斬新な発想を可能にし，まったく新しい革新的な診断方法や治療方法の創出につながることが期待される。

（**3**）　**機能軸**：X線CT画像に加え，MRI，超音波画像，PET，内視鏡画像，病理画像などの各種モダリティによる医用画像は，異なる分野の学術的基盤，すなわち生化学，物理学，生物学，生理学，病理学などに基づいた生体の機能情報を形態（画像）として反映しており，各種モダリティのデータを用いて，マルチフィジックスな情報と対応付けて融合する。これにより普遍的な多元計算解剖モデルを構築し，コンピュータによる生きた人体解剖の総合的理解を支援する。

（**4**）　**病理軸**：正常な臓器形状のみならず，マクロレベルからミクロレベルまで病理学的観点からの疾患の進行，悪性や良性に加えて変異や奇形など，時空間軸上のさまざまな形状の変化を数理統計学的に扱う理論およびモデルを構築する。これにより疾患の理解をさらに深め，病態の発生から増殖，浸潤，転移に至るまで病的変化の進展を推測可能とし，病態の全貌《ぼう》把握を支援することで，新たな発想からのより効果的な革新的高度の診断・治療法の創成につながるものと期待される。

以上のように，多元かつ精緻な数理統計モデルに基づき「生きた人体解剖の総合的理解」を進めることは，高度に知能化された診断・治療法の創出だけでなく，その理論の確立のため他領域との融合研究による新たな技術の研究基盤体制の創成につながり，周辺および関連分野の飛躍的な発展が期待される（**図 3.4**）。

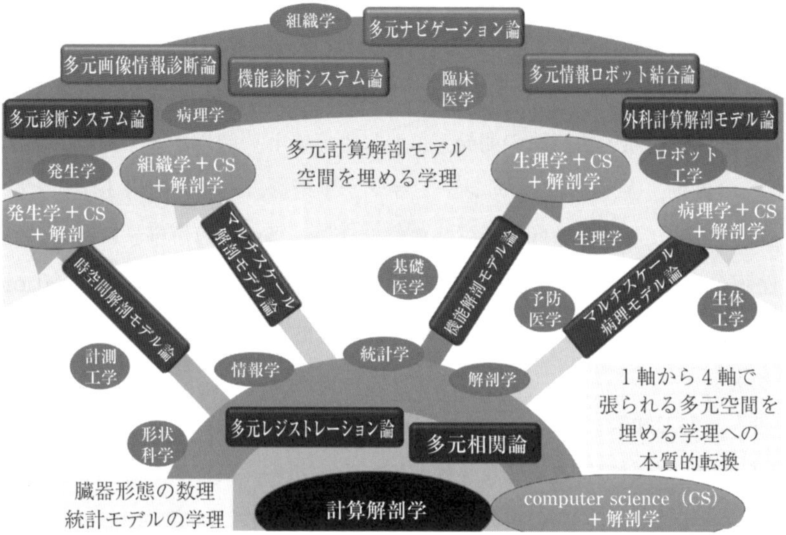

図 3.4　多元計算解剖学の学理の創成

3.1.4　生命理論の基盤構築

多元計算解剖学の目的は，生命理論の基礎基盤の構築であり，これによって医療分野においては，従来基礎医学や経験知の蓄積によって構築されてきた臨床医学に，革新的診断治療法の創出と健康寿命の延長につながることを目標としている。

近年の医用画像工学や数理統計学の発展は著しく，特に人工知能（AI）や，ロボット工学，コンピュータサイエンスと医学との融合研究の推進や人材交流などを介して，新学術領域「多元計算解剖学」が構築されていくものと信じる。さらに多元計算解剖学の学理の構築に伴い，情報学や数理科学，生体医工学など他領域への波及が大いに期待される。

〔1〕　**多元計算解剖学の目標**　　多元計算解剖学が目指す人体の総合的理

解は，データ，モデル，アルゴリズムの3要素に依存する。データの時間，空間，機能，病理軸の多元化に見合うモデル，アルゴリズムの水準向上のため，複雑，多様，かつ変化する人体を数理的に取り扱えるモデルと，それを用いた認識理解アルゴリズムを多様なデータを対象とした新たな視点から組織的に開発する必要がある。これにより，① 計算解剖学の学理の再構築と強化，② 高次元のモデリング技術と認識理解技術の基盤構築への貢献，③ 高度な数理モデルに基づく新しい診断・治療法の開発，これに伴う新しい数理理論，数理的手法の発展への貢献，④ 生体シミュレーション，手術機器，生体医用工学など幅広い分野への波及と，水準向上，強化につながり，多元計算解剖学に基づいた医学，医療の構築（**MCA-based medicine**, MCA: **multidisciplinary computational anatomy**），特に医・理・工融合分野の学際研究を加速する効果が期待できる（**図 3.5**）。

〔**2**〕 **人工知能**　人工知能（AI）は，第三のブームを迎え，近年あらゆる産業分野において急速に普及発展している。この隆盛には，画像認識能に優れる**ディープラーニング**の導入によるところが大きい。医療界においても医用画像だけでなく，膨大な医療情報や，知識，技術，経験などの情報を学習させることにより，診断，治療における医師の判断支援ツールとしての期待が高まっている。病理画像や内視鏡画像，X線写真などでは正診率95～98％と報告されており，医師と同等もしくはそれ以上の正診率が得られている。大腸内視鏡検査では，リアルタイムにポリープを検出し，腫瘍の診断を支援するソフトウェアが開発され，2019年春に日本企業から「AIを用いた診断支援装置」として市販化された。これは，多元計算解剖モデルを臨床応用システムとして具現化したわが国第1号の製品となった。

しかし，AIにおいて最も注意すべきは，入力するデータの精度やデータ入手元の信頼度である。また，AIは，端末機でリアルタイムにデータを学習させると，AIを搭載した医療機器の性能が市販後に自動的に向上する可能性がある反面，間違ったデータを入力すると，異なった結論が導かれ，その異変に誰も気付かないということが起きうる。これは，AIのデータ処理段階で，途

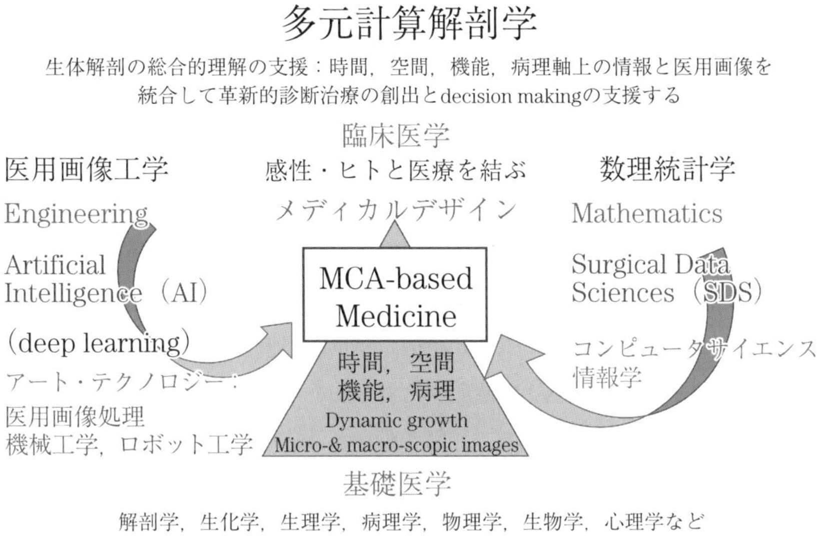

医用画像工学，ロボット工学，コンピュータサイエンス，情報学，AI や数理統計学など多くの他領域との融合研究や人材交流で，新学術領域「多元計算解剖学」が確立され，未来の医学・医療の基礎基盤が構築される。この技術理論の創成は他領域の発展にも大きく波及し，生命理論の基礎学問となることが大いに期待される。

図 3.5 多元計算解剖学に基づいた医学，医療（MCA-based medicine）の確立

中の階層での処理方法，アルゴリズムがブラックボックスになっているという宿命に起因する。厚生労働省や PMDA（独立行政法人 医薬品医療機器総合機構）では，AI 搭載の医療機器の薬機法承認に際して，モニタリングの必要性や，AI の性能担保のあり方，ソフトウェアのクラウド化などいろいろな角度から検討し，2019 年に AI を利用した医療機器の審査指針が報告された。

多元計算解剖学は，多元計算解剖モデルとして数理統計学的記述を行い，アルゴリズムを作成して普遍的モデルを確立しているのに対して，AI はこれに反するように見える。しかし，AI が高速計算処理方法として一般に利用できるようになったことで，多元計算解剖学はむしろ実社会への実装が現実のものとなり，飛躍的進化を遂げつつある。多元計算解剖学は，広義には生物の生体解剖に関する 4 次元解析や生物動態を研究し，生命科学の基礎基盤となる総合

的複合領域の学問であり，コンピュータサイエンスや情報学としてのAIの位置付けと大きく異なる。

〔3〕　**Surgical Data Science**　　2017年，ヨーロッパを中心として **surgical data science**[3] という学問領域が新たに立ち上がった。これは，ヒトに関する臨床データだけでなく，医療従事者の知識や技術，経験，および手術場でのすべてのスタッフの動きや手術機器などの動きをデータ化してデータベースを構築し，このデータに基づいて，患者の治療計画や手術シミュレーション，術中のナビゲーションに利用し，さらに術後の経過観察データの蓄積を行い，つぎの患者のためにさらによりよい診断・治療方法を模索するためにフィードバックをかけていくというものである（**図3.6**）。

医療において重要なことは，患者一人一人の多種多様な検査データや臨床データを基に病態を明らかにし，総合的に判断をして診断をつけ，治療計画を立てることである。正確な診断やより安全確実で効果的な治療の最終決断は，患者の詳細な解剖や情報に基づいた精緻な解析なくしては困難である。単なる

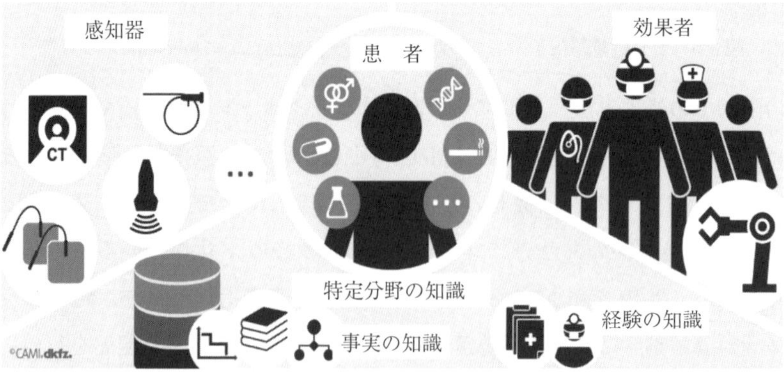

（注）患者：診断治療を受ける対象。効果者：患者に操作を加える人や医療機器，外科医，麻酔科医，看護師，ロボットなど。感知器：効果者の動作データや，画像や信号のような患者や操作に関係したデータを感知する医療機器。特定分野の知識：研究に基づく従来の所見や，臨床上の作業の流れに関係する，規定の臨床指針や病院特有の標準方法のような事実や，以前の方法などの経験に基づいた知識。

患者の医療情報だけでなく，当該領域の知識や技術，経験のほか，関係する医療スタッフや医療機器の動きなどすべてをデータベース化する。

図3.6　surgical data science における構成要素[3]

デジタルデータのデータベース化ではなく，多元計算解剖学では，この生きたヒトの解剖を多種多様なデータとして数理統計学的手法を用いて多元化し統合することで，未来の 4 次元推測モデルを提示する。多元計算解剖モデルはヒトだけでなく，生物すべてに適合する未来予測モデルとして生命科学においてもきわめて重要な意義をもつ（**図 3.7**）。

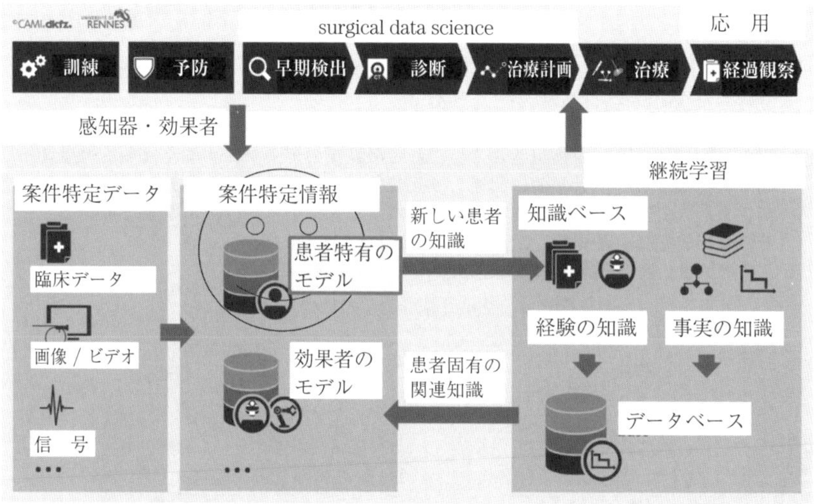

図 3.7 surgical data science におけるデータの流れ[3)]

3.1.5 解決すべき学術的課題

多元計算解剖学が最終的に目指すものは，多元医用画像と医学的知見，画像工学および数理統計学的手法による診断治療支援の高度化である。多元計算解剖学を確立するために解決すべき課題としては，以下（1）～（3）の 3 点が挙げられる。

（1） **多元計算解剖学の基礎数理と基盤技術**：多元画像情報の統合のための基礎的数理と基盤技術の確立（**図 3.8，図 3.9**）

- 多種多様の多元情報統合のための基礎理論の確立，基盤技術の開発
- 計算解剖モデルの多元化

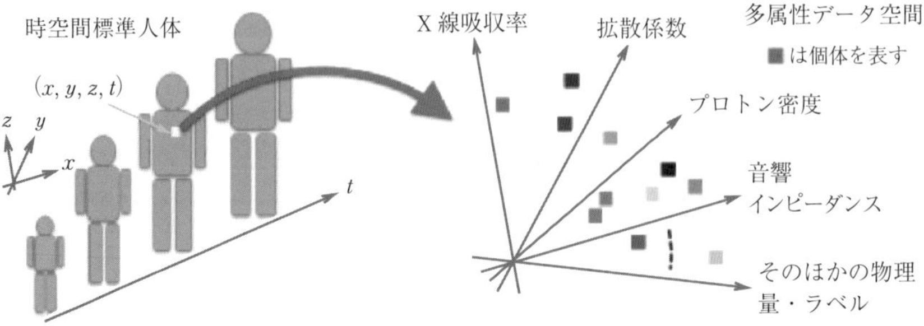

左図の時空間標準人体において，ある一点に注目すると，ヒトの成長と同時に，経時的な空間位置座標の拡がりを観測できる。この一点に関して，ほかのモダリティの医用画像（X 線写真や，CT，MRI，超音波画像，PET など）では，属性の異なったデータとして描出される。これら多種類のデータ間，または多くの患者間での関係を数理統計学的に記述し多元化することで，異なった元の間で互いの関係を数式で記し，従来計測不可能であったモダリティ間の医用画像を推測し，その臨床的意義を理解することが可能となる。

この図は，時空間標準人体の構成とモデル化を表している。

図 3.8　多元計算解剖学の目標と学理

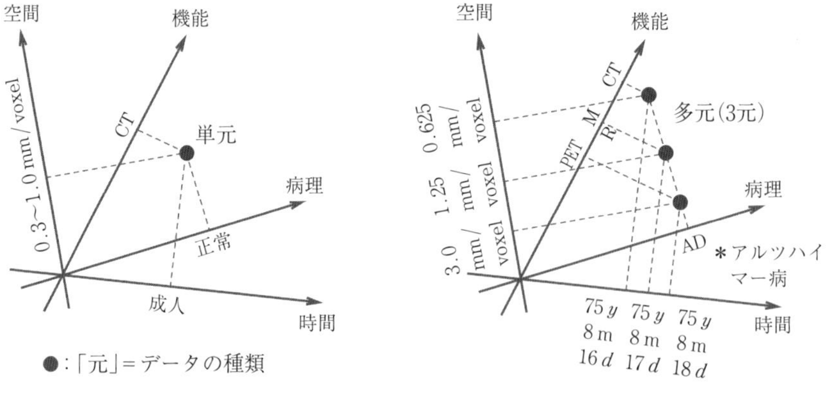

（a）ある健常者成人の CT 検査を想定

（b）ある AD（アルツハイマー病）患者の検査例

多元計算解剖学では従来の単元計算解剖学に比べデータを表現する元の数が異なる。

図 3.9　従来の（単元）計算解剖学と多元計算解剖学の差異：データ表現空間における元の数

• 多元情報からの疾病の予測や発見のための数理・基盤技術

（例）　モデル構築に関する数理基盤の整備，ヒト胚子や死体の時空間統計モデル，筋骨格系の機能モデルなど。

（2）　**多元計算解剖学の応用システム**：多元計算解剖モデルに基づいた応用システムの確立（**図 3.10**，**図 3.11**）

- 病理診断から外科手術まで数百倍のスケールにわたる情報統合と医師への支援システムの実現
- スケール，モダリティ双方のシームレス性を考慮した高度知能化を実現するシステム化技術

（例）　多元シームレスナビゲーション，ミクロ解剖構造解析，機能画像統合，MRI：病理画像融合など。

（3）　**多元計算解剖学の展開**：多元計算解剖を利用した臨床医工学的課題解決（**図 3.12**）

- 開発された手法を臨床応用し，高度知能化診断，治療の実現
- 医工学へ展開し，高度知能化手術ロボットを実現

（例）　高度治療シミュレーションの臨床展開，多元計算解剖モデルを用いたオートプシーイメージング（autopsy imaging，Ai）診断支援，解剖構造情報を利用したロボット制御法など。

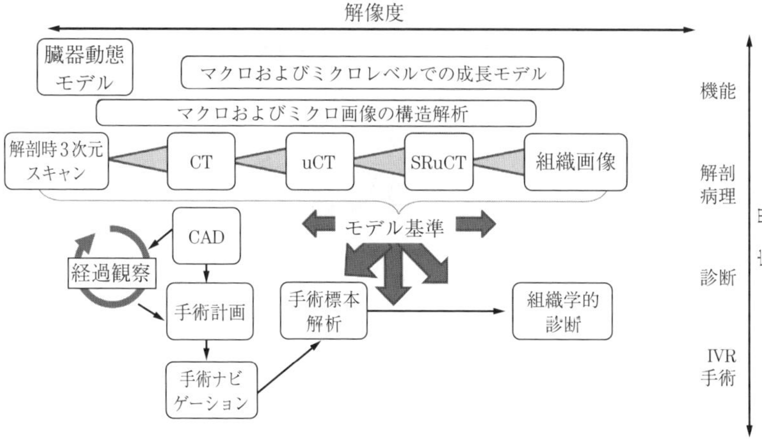

ヒトの生涯，筋骨格系，脳，胸部，腹部のシナリオなどが検討されている。

図 3.10　MCA モデルのシナリオ

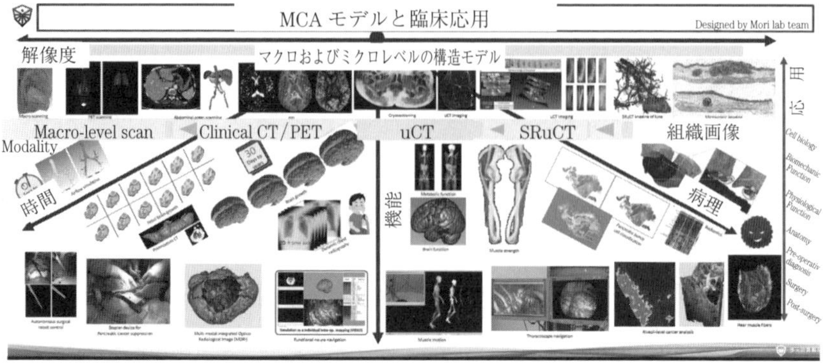

横軸に空間軸としての解像度の違い，縦軸に臨床での各段階での応用例，さらに時間軸，機能軸，病理軸との関係を示す。

図 3.11　MCA モデルの相互関係と全体像における位置付け

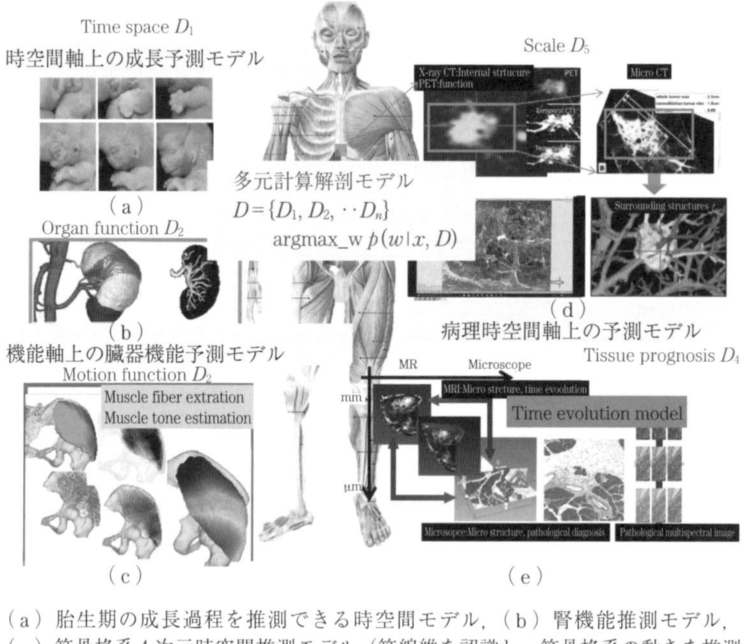

（a）胎生期の成長過程を推測できる時空間モデル，（b）腎機能推測モデル，（c）筋骨格系 4 次元時空間推測モデル（筋線維を認識し，筋骨格系の動きを推測できる）（d）肺におけるマクロ CT と μCT とのシームレスな描出を可能とする時空間モデル，（e）膵臓における MRI と病理画像との融合モデル（解剖学的同一地点の自動抽出，推測が可能）

図 3.12　4 次元的に未来を推測し描出できる多元計算解剖モデルの例

3.1.6　国内外の計算モデルを用いた研究

（1）　人体生理および解剖の階層的計算モデル

① 人体生理の階層的計算モデル（フィジオーム）：フィジオーム系で最も大規模なプロジェクトとしてヨーロッパの仮想生理人体[4]がある。人体のマルチスケール時空間シミュレーションが研究されており，心臓においてモデル化が進んでいる。わが国でも「ミクロからマクロへ階層を超える秩序形成のロジック」や「多階層生体機能学」などの関連するプロジェクトがある。多元計算解剖学では，臨床展開に不可欠のマクロからミクロまでの解剖学的関連付けを特徴とする。

② コネクトーム（connectome，脳結合の階層的計算解剖モデル[5]）に関連する研究動向：脳の領野（マクロ）からニューロン（ミクロ）の各レベルでの神経結合状態の網羅的解明を目指しており，欧米で脳科学と医用画像を融合した複数のプロジェクトがある。多元計算解剖学では，「脳」の解剖のみならず，「体幹部」においてもマクロからミクロに至る階層的な解剖構造をモデル化する点が特徴で，未来医療の研究開発にとって必須の課題である。

（2）　診断治療支援のための生体，疾患の多元データベース，計算モデル：米国の The Cancer Genome Atlas（TCGA）[6]では，ゲノム，病理画像，マクロ臨床画像のデータベース（DB）を構築している。多元計算解剖学では，マクロからミクロへの関連付けを十分に行える DB を構築する点が特徴である。わが国でも多元的ながんの診断治療の数理モデルを扱った「がんの先端的診断，治療法，予防法の開発」プロジェクトはあるが，多元計算解剖学では，人体解剖や機能の多元化に基づく診断治療のモデル化を行う点が異なる。

（3）　医用画像解析および診断支援・治療システム

① 米国 ADNI（Alzheimer's Disease Neuroimaging Initiative[7]）：米国 UCLA の脳画像研究所を中心に，アルツハイマー病早期診断を目的として，1 000 症例近くの MRI/PET，ゲノム，および種々の検査結果の多元データベースを整備，提供し，革新的早期診断法の開発を目指している。この ADNI

は，技術的な観点からは「脳」への応用に先鋭化している。多元計算解剖学では，「体幹部」の臓器についても，データベースのみならずアルゴリズム的にも新しい技術開発を行う。

② 全米医用画像解析連合（NAMIC, National Alliance for Medical Image Computing[8)]）：NAMICでは，米国NIHの助成金により，複数の研究機関が画像解析の基礎から臨床での実用化まで一貫して取り組む体制を整え，画像解析の研究成果を医学研究の強化に直結させることを目的とし，人体の普遍的な解剖モデルよりも画像解析ソフトウェアの臨床応用に重点が置かれている。一方，多元計算解剖学では，普遍的な人体解剖モデルに重点を置いている点が異なる。

③ IBM Watson[9)] 臨床意思決定支援：IBM社では，自然言語処理とビッグデータを利用したデータベース検索を組み合わせた質問応答システムを開発し，人間のクイズ王を超える能力を有することを実証した。その医療応用として，医学文献のデータベースに基づき，医師の能力を超える意思決定を行うシステムを開発している。IBM Watsonが，2016年8月白血病患者の診断と適切な治療法の提案をし，患者の命を救った。しかし，テキスト情報のみを利用しており，画像などのパターン情報は利用していない。

④ AI：最近ではコグニティブコンピューティングシステムとして自然言語を理解し，人間の意思決定を支援するだけにとどまらず，非構造情報を認識し，特徴量を抽出するディープラーニングを用いた認識能力の向上で，AI「Alpha Go」[10)]が囲碁のプロ棋士に完勝したことは画期的なことである。この技術を医用画像の認識に応用し，消化器内視鏡画像や病理画像，放射線画像などの臨床診断支援機器開発が世界中で始まっている。

（4）　**情報科学と医学の融合領域に関するわが国の動向**：情報科学と医学の融合を目指したプロジェクトは従来散見されるが，基礎生命科学，基礎医学との融合に重きが置かれ，臨床医学との関連が薄い。また，数学と臨床医学との融合研究を試みたプロジェクトはあるが，臨床医学の基盤となりうる普遍性のある数理モデルの提案には至っていない。

本領域「多元計算解剖学」の発展のためには，学際的研究が必須であり，学部教育や，大学院教育，さらには国内外の研究施設間の人材交流，学会間交流などを強力に推進し，情報工学や，計算科学，数理統計学，形状工学，化学，物理学，生物学，基礎医学，臨床医学，生体医工学など異分野の領域の研究者間での融合研究の基礎基盤の構築が重要である。多くの異なる分野の知識や，技術，経験をベースとして議論し，新しい未知の世界を探索する環境が必須である。生命科学と他領域との相互発展のためにも，新学術領域「多元計算解剖学」がわが国を発信源として国際的に大きく成長していくことを期待している。

3.2 将来への展開

3.2.1 自然科学への展開

多元計算解剖学は，狭義には医用画像における人体解剖の総合的理解を目的とするが，広義には自然科学におけるすべての生物研究の根幹をなすものである。多元計算解剖モデル確立に必要な画像解析技術は，医学のほかに，情報学，画像工学，形状科学，計測工学，計算科学，数理統計学など，領域を超えた新しい枠組みでの企画や戦略なくしてはその発展はない。

ライフサイエンスの研究で，生命の営みの基本となる発生，修復，再生の各過程を理解し，人体における病態の解明，新しい診断・治療法の開発，新しい治療法の効果判定と予後予測，さらにはこれらを支える創薬や診断・治療機器開発には，人体解剖の総合的理解なくしては始まらない。生きた人体のダイナミックな形態と機能の変化を的確に把握するために，単に医用画像の提示にとどまらず，背景にある時間軸，空間軸，機能軸，病理軸から見た情報を同時に提示することで，よりその理解が深まることは想像に難くない。多元計算解剖学は，従来不可能であったこの多元情報と医用画像との統合を図り，人体解剖の総合的理解を可能にするもので，生命科学に必須の基盤をなす領域横断的新学術領域である。

多元計算解剖学の可能性は無限であり，関連する学問領域も相乗的に発展し，裾野はますます拡がっていく。多元計算解剖学はライフサイエンスを支える基礎基盤として必須のものとなり，さらに大きな領域へと発展しつづけていくことが期待される（**図 3.13**）。

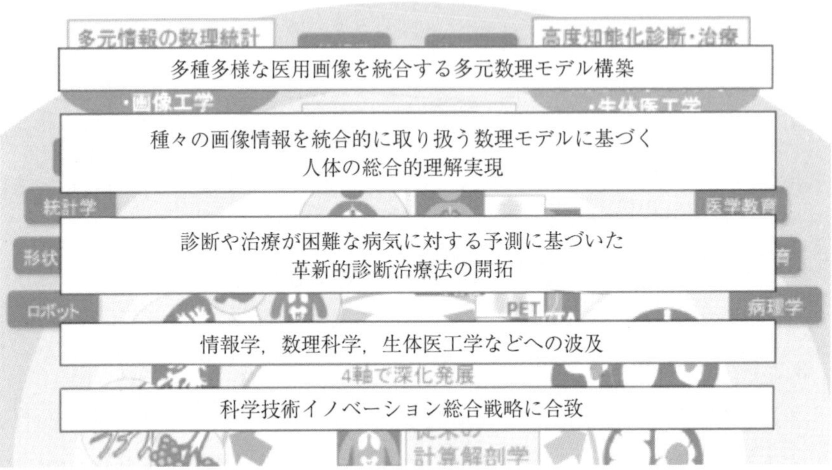

図 3.13　予想される成果と意義

3.2.2 人　材　育　成

多元計算解剖学は，従来の枠組みを超えた新しい学問領域であるため，継続的な発展のためには，将来を支える人材育成が不可欠である。多元計算解剖学が，未来医療の研究開発に必須であるという共通認識のもとに，継続的なグローバル人材の育成や，永続的な革新的技術創出のための組織作りが必要である。

アカデミアでの組織作りには，将来遭遇する新しい課題に柔軟に対応して解決できる人材を育成するための体制や組織の改革が必要である。大学における従来の縦割りの学部教育や大学院教育のカリキュラム見直しのみにとどまらず，国内外の研究機関の人材交流を推進し，課題解決型のグローバル人材の育成や産学連携によって，夢を実現させるための革新的技術研究開発と事業化対策に重点が置かれるべきである。

学部教育においては，国際的視野と課題解決能力を培い，自然科学における原理原則や方法論などの基礎学力を十分に身につけさせる。大学院教育においては，座学よりも英語による課題解決型セミナー形式での学習を充実させ，世界トップクラスの研究者や仲間と議論するなかで，思考過程を学び，課題解決能力を高める。つねに最先端の技術を注視し，世界トップレベルの研究にチャレンジすることの喜びを与える。「情熱（パッション）」をもって，根気強く，自信をもって最後までやり遂げる力（グリット）を養うべきである。目的を達成したときの喜びや幸福感，満足感が，さらなる向上の気持ちを湧き立たせる源（モチベーション）となる。

3.3 お わ り に

われわれは，先端技術を学ぶ前に，一人の人間として，生命の根源，命の大切さ，生きるための自然環境の大切さを知る必要がある。そのためにも，国や民族を超えて，生命や自然に対する価値観を共有する。一人一人の生き方や希望を叶えるために，高い志と強いモチベーションを維持できる環境を準備する。大学は，人を育て，人の暮らしをよくするための場であり，与えられた環境の中心にいるのはつねに人である。病院は，患者の病気を治す場であるだけでなく，未来医療実現のための教育研究の場でもある。多種多様な専門職の人材が集まり，現場での課題を自ら見つけだし，未来志向のより素晴らしい医療技術やライフサイエンスを創出するための作業空間である。産学官の協力のもと，課題を解決していく環境を医療現場の中核に形成することが重要である。

わが国の将来を担う若い人の高等教育の環境は年々厳しくなっている。国の予算が削減され，ポストを確保することがきわめて難しく，若い有望な研究者は安心して研究を続けることができなくなっている。

この実現のためには，民間企業も含めた多種多様な研究者が自由に出入りできる環境や組織を創設し，自由な環境で，世界トップレベルの研究ができる環境創りが必要である。これらの実現には，フェアな感覚をもち，モノの価値を正しく判断できるリーダの存在が欠かせない。わが国が永続的に持続可能なイノベーション創出国となることを祈念する。

引用・参考文献

1)　橋爪誠：多元計算解剖学の基礎と応用，誠文堂新光社（2018）
2)　Kobatake H, and Masutani Y：Computational Anatomy Based on Whole Body Imaging, Springer (2017)
3)　Maier-Hein L, Vedula S S, Speidel S, Navab N, Kikinis R, Park A, Eisenmann M, Feussner H, Forestier G, Giannarou S, Hashizume M, Katic D, Kenngott H, Kranzfelder M, Malpani A, März K, Neumuth T, Padoy N, Pugh C, Schoch N, Stoyanov D, Taylor R, Wagner M, Hager G D, and Jannin P：Surgical data science for next-generation interventions, Nature Biomedical Engineering, **1**, 9, p. 691 (2017)
4)　virtual physiological human 仮想生理人体
http://physiomeproject.org/about/the-virtual-physiological-human（2020 年 8 月 22 日確認）
5)　Connectome 脳結合の階層的計算解剖モデル
http://www.humanconnectomeproject.org/（2020 年 8 月 22 日確認）
6)　The Cancer Genome Atlas (TCGA)
https://cancergenome.nih.gov/（2020 年 8 月 22 日確認）
7)　Alzheimer's Disease Neuroimaging Initiative (ADNI)
https://adni.loni.usc.edu/（2020 年 8 月 22 日確認）
8)　全米医用画像解析連合 (NAMIC, National Alliance for Medical Image Computing)
https://www.namic.org（2020 年 8 月 22 日確認）
9)　IBM Watson
https://www.ibm.com/watson/jp-ja/what-is-watson.html（2020 年 8 月 22 日確認）
10)　Alpha Go
https://deepmind.com/research/case-studies/alphago-the-story-so-far（2020 年 8 月 22 日確認）

4 医　療　機　器

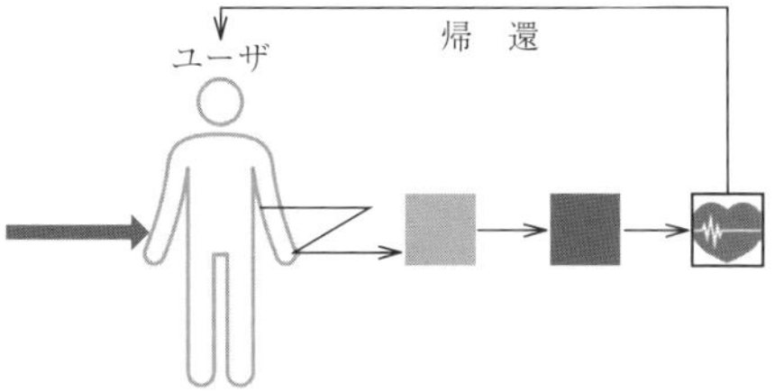

本章では，紙面の都合上，多岐にわたる**医療機器**のうち，**生体計測機器**に関してのみ論じることとする。なお，医療機器は，宇都宮らにより**表 4.1** のように分類されている[1)]。

生体計測には，対象に外部からエネルギーを与えずに測る手法（**受動計測**）と，エネルギーを与えてその反応を測る手法（**能動計測**）がある。上の図のように対象から熱や光などの信号が発生するが，これらは生体の循環器，神経，筋肉，呼吸器系の生理的変化をとらえており[2)]，何らかのセンサを用いて電気信号に変換してデータを獲得することが多く[3)]，ここでは，データの最終提供型が数値の場合と，画像の場合とに分けて説明する。

表 4.1　医療機器の分類

生体計測機器	生体の形態や機能を計測（処理，提示）
治療用機器	生体の形態や機能を制御
検体計測装置	生体の一部分を摂取して物理的，化学的に分析
中 材 機 器	洗浄，滅菌，物品供給
薬 剤 機 器	楽剤の調剤，製造，管理

4.1　数値提供型生体計測機器

本節では，数値提供型生体計測機器の例を列挙するが，医師が患者に対して使用する機器だけでなく，健常人が日常的に使用する機器も紹介する。

（1）　**体温計**：生体が自ら発生する熱を，古典的には水銀の熱膨張を利用して，近年では熱電対などを用いて温度として計測する（**図 4.1**）。**信号処理**により計測時間の短縮が図られている。体温計は局所的な計測が可能で，4.2 節の（2）で紹介するサーモグラフィは分布計測が可能である。

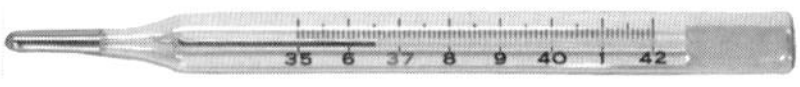

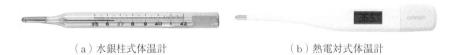

（a）水銀柱式体温計

（b）熱電対式体温計

図 4.1　体　温　計

（2）　**体組成計**：重力を用いることによる体重と，生体に電気を流すことによる体脂肪率を同時に計測することが可能である（**図 4.2**）。また，獲得した値を解析することで，筋肉量，骨量などを推定できる。

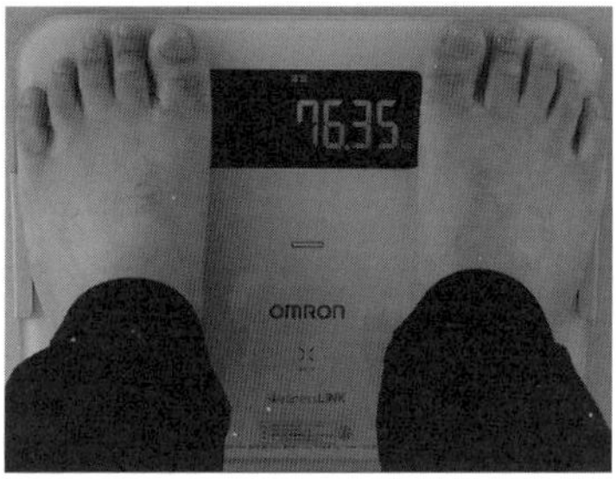

図 4.2　体組成計

（3）　**聴診器**：生体自らが発生する音や振動をチェストピースに張られたダイヤフラムで検出し，ゴム管，耳管を経て可聴音（20 Hz ～ 20 kHz）として聴く（**図 4.3**）。チェストピース部にセンサを設置して音を電気信号（数値）に変換可能である聴診器も存在する[4)]。

（4）　**血圧計**：外部からカフなどを介して力を加えることで，上腕や手首を締め付けて血流を止める。徐々に力を弱めることで血流が復活し，さらに弱めることで抵抗が消失する。このようにして最高/最低血圧などを計測することができる。古典的には，医師や看護師が（3）で紹介した聴診器を用いて血

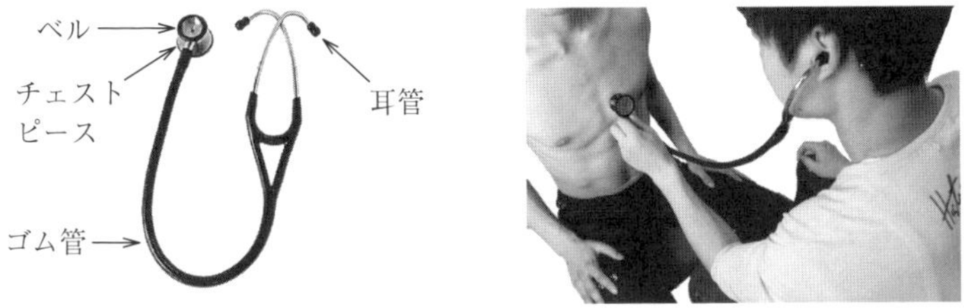

（a）パーツ　（b）聴　音

図 4.3　聴　診　器

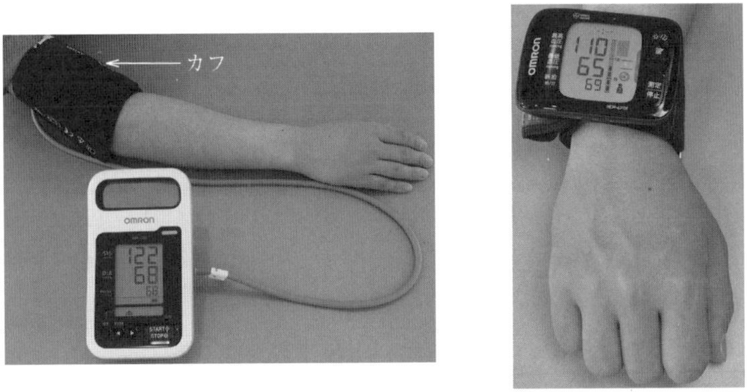

（a）上腕式血圧計　（b）手首式血圧計

図 4.4　血　圧　計

流に伴う音を聴くことで血圧を計測していた。近年では，カフにセンサを埋め込み自動的に計測が可能な家庭用血圧計が市販されている（**図 4.4**）。さらに，手首に装着して常時計測可能な血圧計も市販化されようとしている[5)]。

（**5**）　**パルスオキシメータ**：動脈の赤血球中のヘモグロビンが酸素と結合している割合を，採血したり，赤色光を生体に導入したりすることで計測する。**図 4.5**（b）は経皮的に計測可能な素子で，脈拍も同時に計測可能である。

（**6**）　**スマートウォッチ**：緑色光を導入することで静脈から脈拍を，内蔵した加速度計のデータを解析することで歩数を計測することが可能である。さらには，情報処理することで消費カロリーなどを推定することも可能である（**図 4.6**）。

（**7**）　**電位計**：生体内ではカルシウムやカリウムイオンが移動するので，

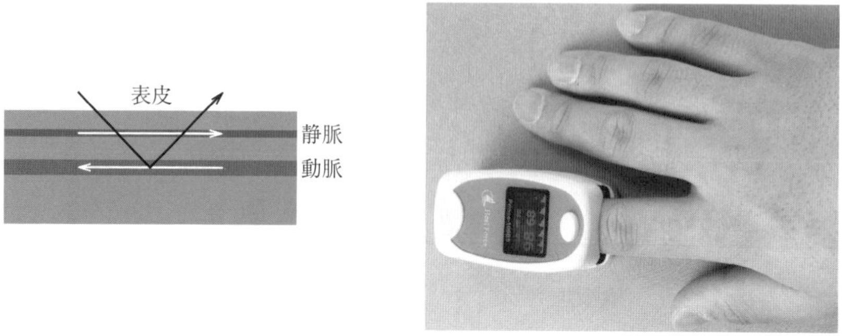

（a）赤 色 光　　　（b）指 装 着

図 4.5　パルスオキシメータ

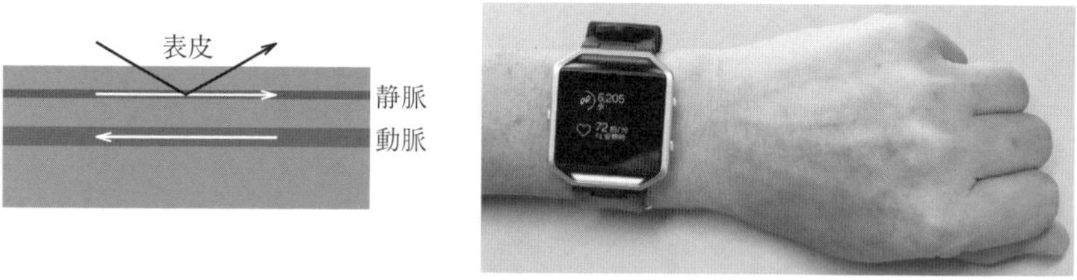

（a）緑 色 光　　　（b）手首装着

図 4.6　スマートウォッチ

自発的に電気が発生する。生体の大部分は導電性が高いため，複数点で電位を計測することが可能である。**図 4.7**（a）は上腕に嵌《は》める型の電位計で，得られた信号を処理することによって図（b）のように**ユーザインタフェース**として用いることもできる。

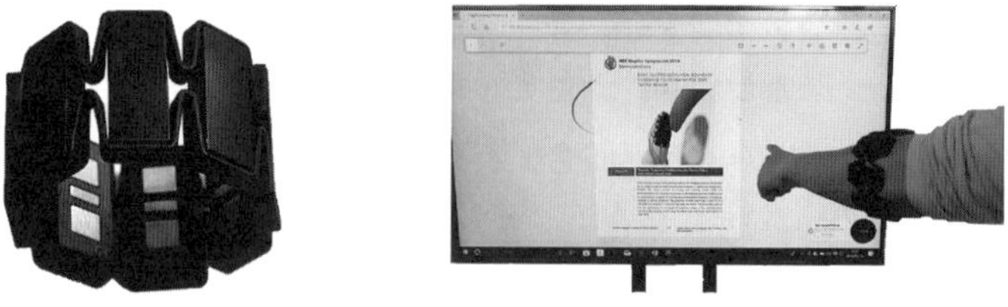

（a）上腕式電位計　　　（b）ユーザインタフェース

図 4.7　電　位　計

（8）　**その他**：電磁誘導を用いた呼吸計測や[6)]，睡眠状態，転送検知などに関する研究も行われている。

4.2　画像提供型生体計測機器

本節では，画像提供型生体計測機器の例を列挙するが，主に対象に与える外部エネルギー別に紹介する。

（1）　**可視光写真**：可視光のほとんどは物体や生体表面で散乱するため，通常のカメラ映像は皮膚などの撮影に頻繁に用いられる（**図 4.8**）。また，胃カメラ，内視鏡の先端にカメラを搭載して生体内部を可視化したり，図（b）のような眼底の撮影にも用いられる。

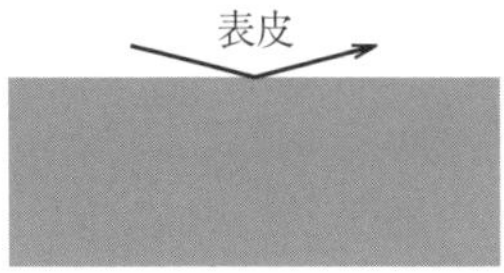

（a）可 視 光

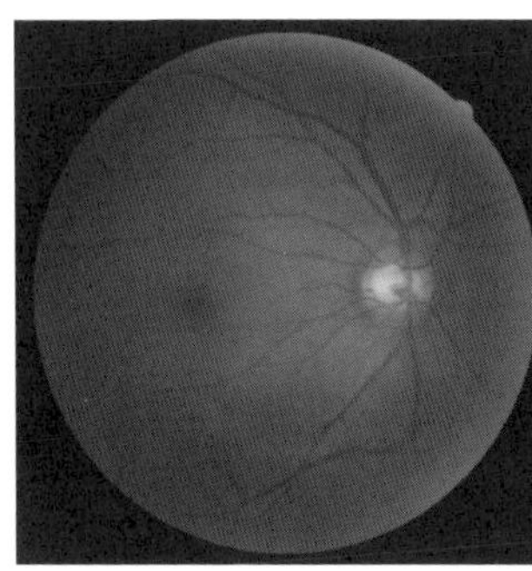

（b）眼底写真

図 4.8　可視光写真

（2）　**サーモグラフィ**：**図 4.9**（a）は，物体表面で自然光が散乱することで獲得された映像であり，図（b）は物体から放射される熱によって獲得した映像である。図（a）で用いたサーモグラフィは物体の色彩分布を表示することが可能であり，図（b）で用いたサーモグラフィは物体の温度分布を表示することが可能である。

（3）　**超音波**：音を送信してから反射，もしくは後方散乱した波を受信するまでの時間を計測し，送信波を走査することによって心臓などの動態を可視化す

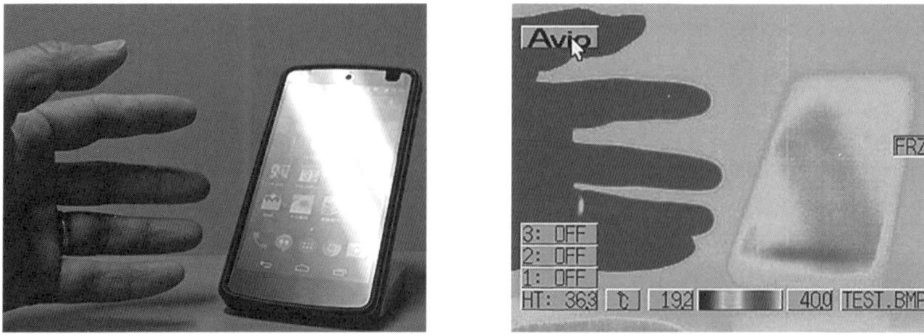

（a）可視光映像　　（b）熱 映 像

図4.9　サーモグラフィ

る（**図 4.10**）[7]。ドップラー効果を用いた血流計測や加圧による弾性計測も可能である。また，3 次元動画像表示に関する開発も行われてきた[8]。図（b）は心臓の断層像である。超音波診断はベッドサイドでの使用が可能であり，最近ではタブレット大の装置も市販されている[9]。また，**ウェアラブル化**に関する研究も行われている[10]。

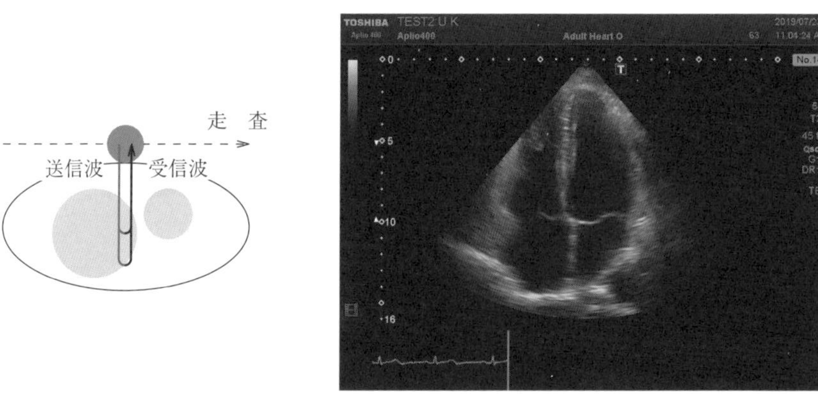

（a）送 受 波　　（b）心臓の断層像（国立循環器病研究センター 杉町勝 部長 提供）

図 4.10　超　音　波

（4）　**X　線**：生体に X 線を照射して，減弱データより**図 4.11**（a）のような投影像が獲得できる。さらに，図（b）のように X 線を走査して**画像処理**

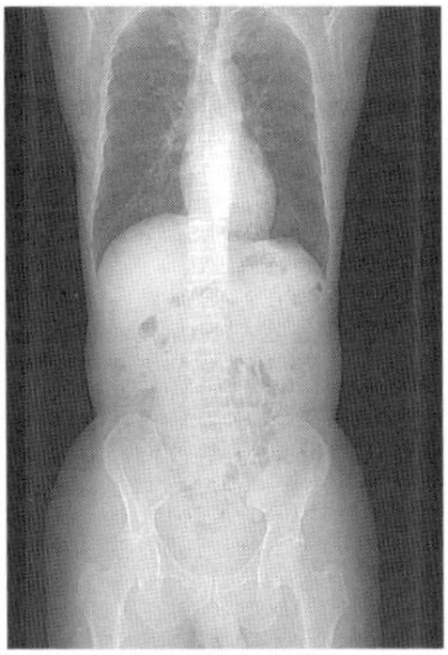

（a）投 影 像

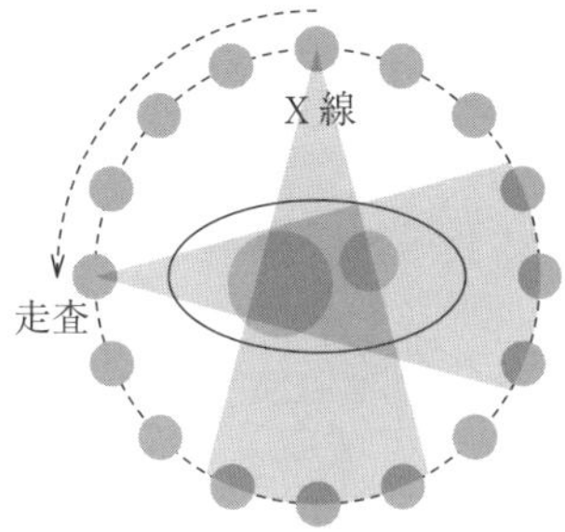

（b）X線走査

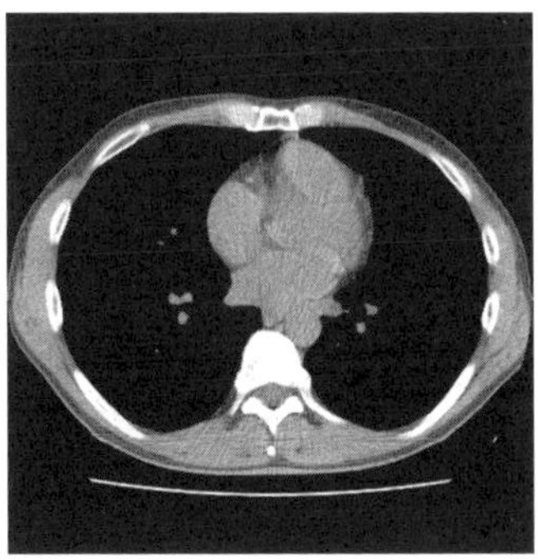

（c）断 層 像

図4.11 X 線 画 像

することで図（c）のような断層像も提示可能である[11]。また，造影剤を用いることによって，血管や胃などの可視化にも用いられる。

（5） **MRI**（magnetic resonance imaging，核磁気共鳴画像）：生体を強磁場中に置き，電磁波を照射することでプロトンを共鳴させ，プロトンから発生するMRI信号を計測する。周波数/位相エンコードすることで画像化が可能である[12]。**図4.12**（b）は頭部横断面である[13]。inflow効果を用いた血管撮像[14]や加圧による弾性計測も可能である[15]。

（6） **核医学**：生体内に放射性同位体（radio isotope，RI）を静注し，RIから発生する放射線を検出することで投影像（シンチグラフィ），あるいは断

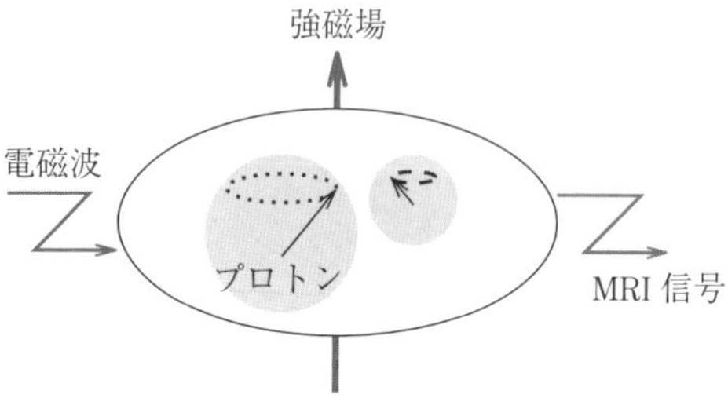

（a）共　　鳴

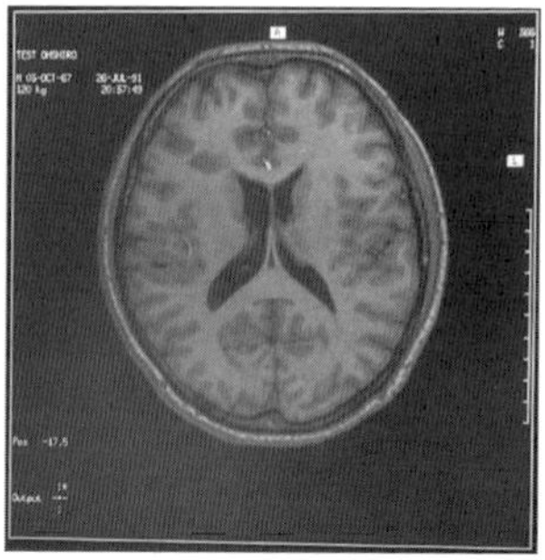

（b）画　　像

図 4.12　MRI 画 像

層像（SPECT：single photon emission CT，シンチレーションカメラによる画像）/PET（positron emission tomography，陽電子放射断層撮影）が得られる[16)]。**図 4.13**（a）は陽電子による放射線検出の概念図で，図（b）は PET 画像である。

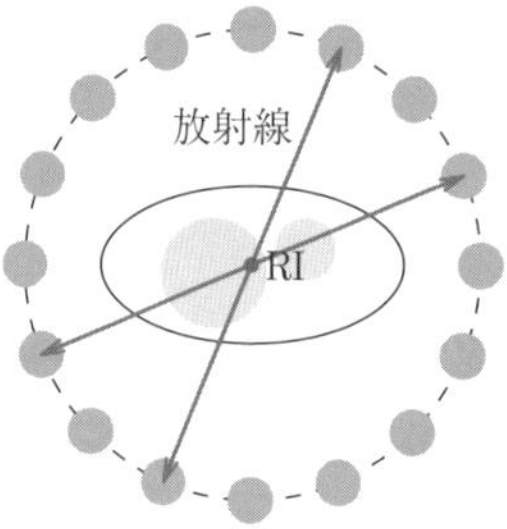

（a）放射線検出

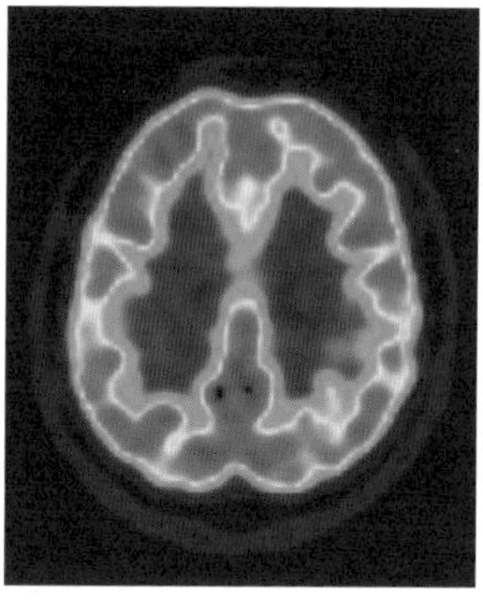

（b）PET 画像（近畿大学医学部
石井一成 教授 提供）

図 4.13　核医学画像

（**7**）　**その他**：眼科診断では，OCT（optical coherence tomography，光干渉断層法）画像が用いられている。さらには，可視光領域のマルチスペクトル画像や近赤外光，もしくは近紫外光を用いた画像の開発も行われている。

引用・参考文献

1) 宇都宮敏男 編：新医療機器事典，産業調査会（1997）
2) 大和田潔：のほほん解剖生理学，永岡書店（2016）
3) 南茂夫，木村一郎，荒木勉：はじめての計測工学，講談社（1999）
4) 内田祐介，黒田知宏，高橋秀也，堀謙太，粂直人，安藤昌彦，川村孝，岡本和也，竹村匡正，吉原博幸：遠隔聴診のための情報支援システムの構築，日本遠隔医療学会雑誌，**8**，pp.235-237（2012）
5) 加藤雄樹，吉元俊輔，井村誠孝，山下新吾，小椋敏彦，大城理：循環動態解析のための非侵襲圧脈波・血流同時計測に関する基礎的研究，日本生体医工学会誌，**54**，pp.66-75（2016）
6) 桑谷達之，吉元俊輔，黒田嘉宏，大城理：胸部に連動する電磁誘導コイルを用いた呼吸量推定，日本生体医工学会誌，**55**，pp.69-76（2017）
7) 千原國宏：超音波，コロナ社（2001）
8) Oshiro O, Imura M, Chihara K, Mikami T, and Kitabatake A：Three-dimensional Ultrasound Image Presentation on an Immersive Projection System, Japanese Journal of Applied Physics，**41**，pp.3590-3591 (2002)
9) https://www.sigmax-med.jp/medical/product_miruco（2019 年 6 月 30 日確認）
10) 佐々木博史，末永貴俊，増田泰，井村誠孝，安室喜弘，油谷曉，眞鍋佳嗣，大城理，千原國宏：ウェアラブル超音波診断装置を用いたユビキタス超音波診断環境の構築，電子情報通信学会技術研究報告，MI2003-79，pp.31-34（2004）
11) 市川勝弘：CT super basic，オーム社（2015）
12) Davidovits P，曽我部正博 訳，吉村建二郎 編：生物学と医学のための物理学，原著 第 4 版，共立出版（2015）
13) 鎌田恭輔，大城理，竹内文也，栗城真也，宝金清博，阿部弘：3 次元 MRI を用いた体性感覚誘発脳磁界源の検討，脳と神経，**44**，pp.265-270（1992）
14) 荒木力：決定版 MRI 完全解説，秀潤社（2008）
15) 大城理，菅幹生，太田信，松田哲也，堤定美，湊小太郎，千原國宏，高橋隆：MRE を用いた剛性率と粘性率の計測，Medical Imaging Tech-nology，**19**，pp.389-399（2001）
16) 小須田茂 編：放射線医学核医学・PET・SPECT 集，金芳堂（2012）

5　インターベンション

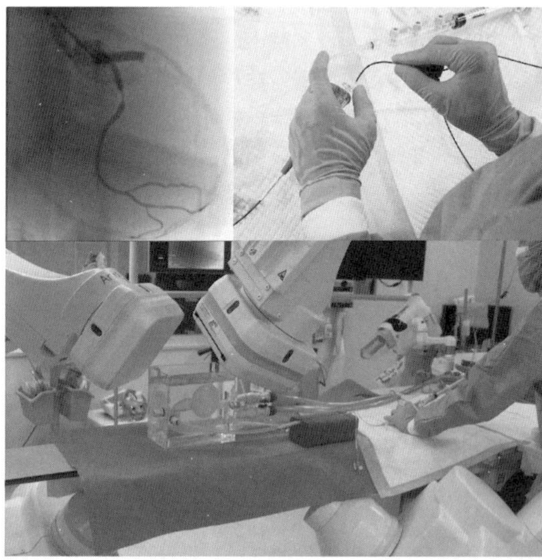

「インターベンション（intervention）」の本来の意味は，「介入」であり，そういった意味からは，すべての治療行為がインターベンションであるとも言えるが，現在は外科的に切開することなく，**カテーテル**を用いて体の中の治療を行うことを意味する。臨床医学の見地からは，循環器内科の領域である心血管系のインターベンション（interventional cardiology）と，放射線科の領域であるIVR（IR）（interventional radiology）があり，本章では前者にフォーカスを当てて解説する。切り口としては，本書の趣旨に鑑み，多くの医学書に書かれている現代のインターベンションの詳細を述べるのではなく，われわれが，いまインターベンションを行うことができるまでの道のり，すなわち，インターベンション発展の歴史にスポットを当てる。

心血管系のインターベンションは心臓カテーテル治療と言い換えることができ，狭義には冠動脈インターベンション（**percutaneous coronary intervention**，**PCI**）を意味する。これは端的に言えば，**動脈硬化**により細くなったり（狭窄），詰まったり（閉塞）した冠動脈を風船（バルーン，**図5.1**）やステント（**図5.2**）で拡張・形成するもので，**冠動脈形成術**とも呼ばれる（**図5.3**）。一方，21世紀に入り，心臓カテーテル治療は冠動脈の域を飛び出し，それまで心臓を切開することでのみ治療可能であった**弁膜症**や**先天性心疾患**の治療にまで応用されるに至り，インターベンションの定義のみならず，内科と外科の境界すら曖昧になりつつある。心臓カテーテル治療は，まさに医工学の歴史とともに発展してきた分野であり，医工連携の縮図とも言える。まずは，その歴史からひもとく。

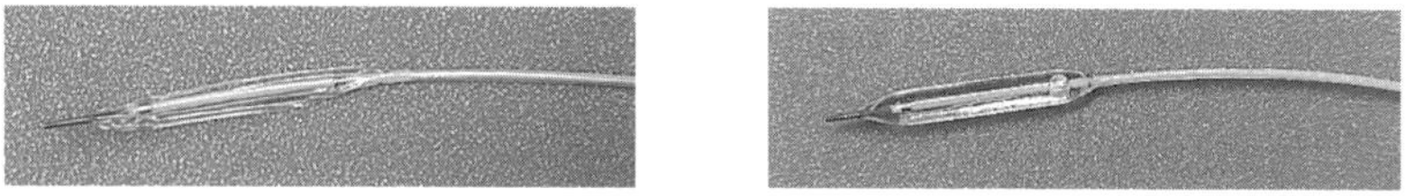

（a）収 縮 時　　（b）拡 張 時

図5.1　バルーンカテーテル

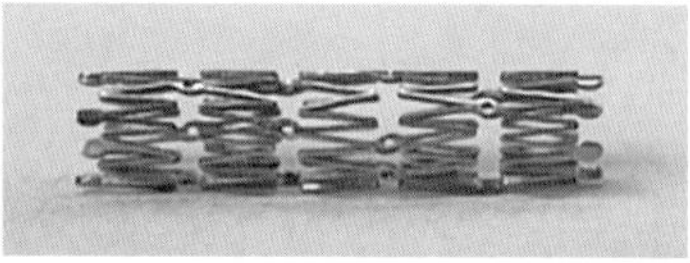

図5.2　ステント

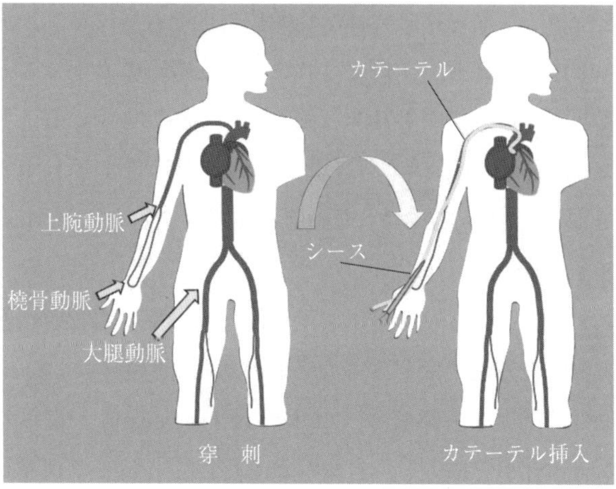

図5.3　PCI（冠動脈形成術）時において，カテーテルを挿入するための穿刺部位と挿入のイメージ

5.1　心臓カテーテルの歴史

心臓は，たとえるなら電気回路で制御されたポンプである。そして，心臓の治療は，究極的にはポンプ失調，すなわち**心不全**に至るのを防ぐことが目的である。ポンプを動かすにはエネルギー源が必要であり，心臓の場合は石油ではなく，血液によって運ばれる酸素や糖，脂肪酸といったものをエネルギー源にして駆動している。心筋梗塞，狭心症といった**虚血性心疾患**では，このエネルギーの供給路である冠動脈の血流が，完全にまたは部分的に遮断されるために，心筋にエネルギーを届けることができなくなり，心筋の収縮，拡張の維持が困難となる結果，最終的にポンプ失調をきたす。同時に電気回路にも異常をきたし，瞬時にポンプ機能を失ってしまうこともある。ジェット燃料をエンジンに送る配管が詰まった航空機が飛びつづけられないのと同じである。病態としてはきわめてシンプルであるが，じつは冠動脈の閉塞が心筋梗塞の原因であることが提唱されたのは 20 世紀に入ってから，1912 年米国の医学者 James Herrick によってである[1)]。Herrick はこの論文の中で，冠動脈の閉塞に伴う心臓発作は死を待つしかない疾患ではなく治療可能な疾患であり，隣り合った血管から血流を確保することで，傷害された心筋を救うことができると記している。その手段としては，ジギタリス（強心薬の一種）を用いることを主張しているが，コンセプト自体はバイパスによる治療を示唆するものであり，1967 年に Favaloro が世界初の **CABG**（**冠動脈バイパス術**）を施行する 50 年以上前であるのは驚きに値する。

さて，インターベンションを実現するには，体の中の血管の状態を診断し，病変部まで何らかの方法でたどり着く必要があり，この起点となったのは 1929 年，駆け出しのドイツ人医師であった Werner Forssmann が自らの手の血管から導尿用のカテーテルを挿入し，X 線写真を用いて心臓まで到達しうることを世界で初めて証明したことである[2),3)]。彼はこのことがきっかけで職を追われることになるのであるが，約 30 年後の 1956 年にこのカテーテルを用いて心拍

出量を計測する **Swan–Ganz カテーテル**の原理を考案した Cournand, Richards とともにノーベル生理学・医学賞を受賞することになる[4]。Forssmann が実施したのはいわゆる静脈カテーテルであったが，そこから 30 年余りの時を経て，1958 年に米国人医師 Mason Sones により**冠動脈造影**が実施されることになる。それまで，冠動脈造影は心室細動をきたすため禁忌とされていたが，Sones は大動脈造影を行う際，偶然にも右冠動脈にカテーテルがかかったまま造影剤を注入してしまい，この患者は一時心静止状態となったが，すぐに息を吹き返し（多量の造影剤が流れたため一過性の房室ブロック，すなわち心房側からの指令が心室側に伝わらない状態になったと推測される），少量の造影剤であれば，安全に冠動脈造影ができることを見いだした[5]。Sones はこの発見にとどまることなく，画像工学や造影剤の組成にまつわる化学を研究し，従来患者の上から当てていた X 線を下から当てるという発想の転換により，リアルタイムの X 線透視画像を見ながら，術者がカテーテルを操作することができる専用のシステムを構築，冠動脈造影の標準化を実現した[6]。このシステムはデジタル化こそされているが，60 年後の現在においても，「カテーテル台」としてほぼ同じコンセプトで使用されている（**図 5.4**）。なお，Sones は Sones カテーテルと呼ばれる，冠動脈造影専用のカテーテルも考案し，現在も製品として存在している。その約 10 年後，1967 年には Judkins が Judkins カテーテル（**図 5.5**）を考案，経験数の少ない医師であっても，かなりの確率で冠動脈入口部にカテーテルをかけ，安全に冠動脈造影ができるようになった。この **Judkins カテーテル**は 50 年を経たいまなお，世界で最も使用されているカテーテルである。

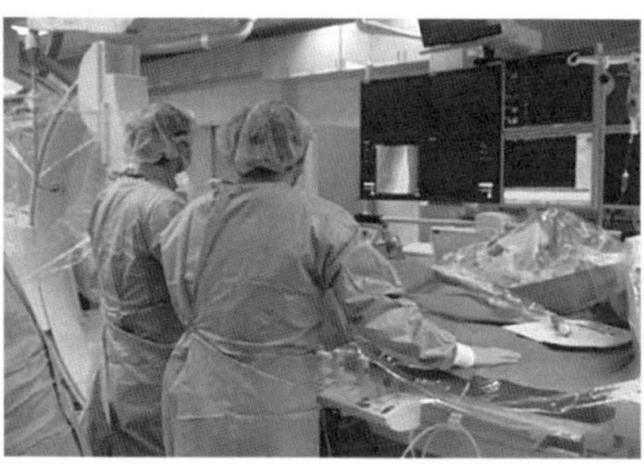

図 5.4 現在の心臓カテーテル手術風景

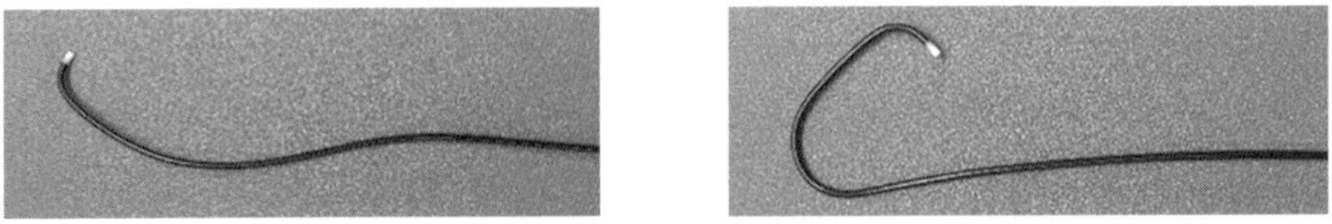

（a）右冠動脈用　（b）左冠動脈用

図 5.5　Judkins カテーテル

5.2　インターベンションの歴史

ここまでは，心臓カテーテルインターベンションに至るまでの，いわば「見える化」である。「介入」というからには治療しなければならないわけであるが，医師といえども敵の実態を知らなければ闘いようがない。年月をかけて冠動脈造影が実施できるようになり，敵の実態が明らかになったことで，治療の時代が始まったのである。その後 1967 年，アルゼンチン人医師 Favaloro が世界初の冠動脈バイパス術を成功させる。Favaloro は，冠動脈造影を確立した米国クリーブランドクリニックの Sones の同僚であり，「見える化」が治療につながった瞬間である。アスピリンや硝酸薬の投与しかできなかった時代から，直接的な「介入」がついに始まり，ここからしばらく世界はバイパス治療全盛時代に突入する。その頃，米国放射線科医師で，「Crazy Dotter」の異名をもつ Dotter は，**閉塞性動脈硬化症**で下肢切断を余儀なくされていた 80 代の患者の血管をカテーテルで拡げることに成功する[7)]。わが国が東京オリンピックに沸いた 1964 年のことである。このとき，Dotter は太さの異なる複数のカテーテルを順番に挿入し，血管を徐々に拡げていくという手法をとっており，この手法はその後 **Dotter 法**（**Dotter 効果**）と呼ばれることになる。まさしく，インターベンションの幕開けである。

5.3 冠動脈インターベンションの歴史

ここまで，「見える化」をキーワードに診断学の発展から末梢血管における血管内治療について振り返ってきたが，1977年に時代は大きく動くことになる。この年，スイスチューリッヒ大学の医師 Andrea Gruentzig が世界初の **balloon angioplasty**（冠動脈バルーン形成術）を成功させる[8),9)]。この瞬間，心臓カテーテルインターベンションの歴史が幕を開けることになる。彼がいなければ，われわれは，いま心筋梗塞や狭心症の患者の胸を開けることなく治療を行うことはできなかったと言っても過言ではない。Gruentzig は Dotter の angioplasty について学び，それを冠動脈治療に応用できないかと考え，自宅のキッチンで手製の**バルーンカテーテル**を完成させた。じつは2年前の1975年，Gruentzig は動物試験で balloon angioplasty を成功させ，AHA（American Heart Association，米国心臓病学会）で発表したが，折しもバイパス治療全盛時代にあって，一笑に付された。しかしながら，1977年の AHA は Gruentzig が成し遂げた世界初の心臓カテーテルインターベンション治療の発表をスタンディングオベーションで迎えたのである（**図5.6**）。

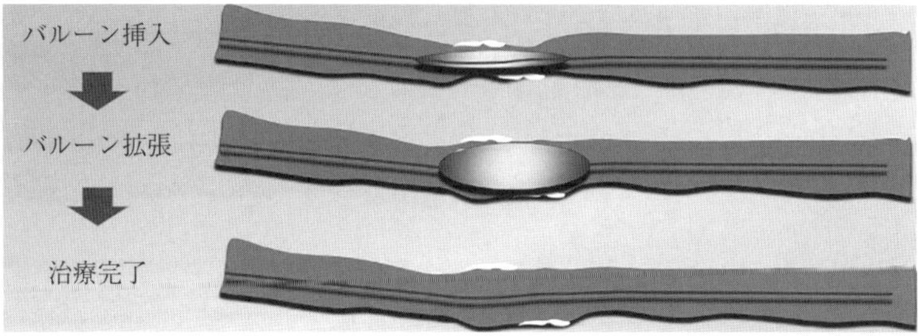

図5.6 balloon angioplasty

さて，balloon angioplasty はまたたく間に一世を風靡《ふうび》したわけであるが，多くの症例が行われるにつれ，その課題も明らかとなってきた。すなわち，血管には弾力性があり，しかも動脈硬化で文字どおり硬くなった血管は，一度や二度風船で拡げた程度ではほどなく元に戻ってしまうということであった (recoiling)（**図 5.7**）。さらに悪いことに，バルーン拡張により血管の内膜が裂けることで，冠動脈解離をきたしてしまうリスクがあるということであった。血管は内膜，中膜，外膜の 3 層で構成されるが，このうち，内膜に亀裂ができることで解離が生じる（**図 5.8**）。亀裂が生じた内膜は血流を妨げ，急性冠動脈閉塞から心筋梗塞をきたしたわけである。こうなってしまうと，治療をする前のほうがましということも起こりうる。この状態になっても，当時はバルーンカテーテルで再度病変部を抑えて祈るという手段しかなかったが，これを解決したのが，5.4 節で紹介するステントである。

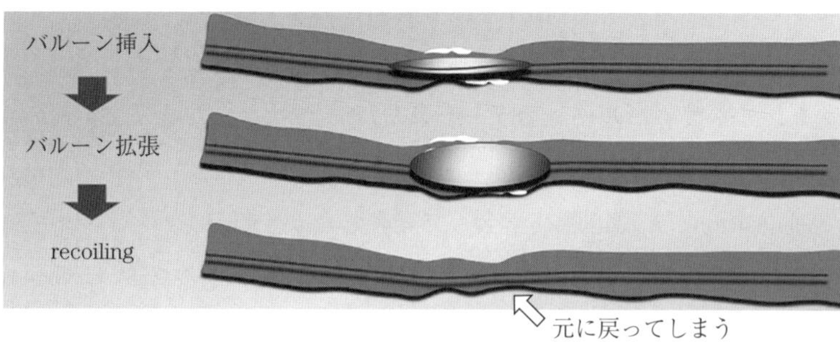

図 5.7　balloon angioplasty に伴う recoiling

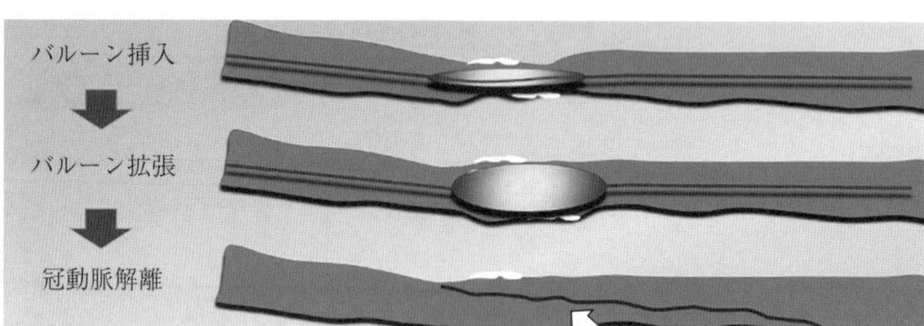

図 5.8　balloon angioplasty に伴う冠動脈解離

5.4 バルーンからステントへ

世界初の冠動脈ステントは，1986年にフランスのトゥルーズで患者に留置された。この際に用いられたステントはHans Wallsténが開発したもので，Wallstentと名づけられた。この**ステント**は，いわゆるself-expandable（自己拡張型）ステントであり，現在は末梢血管領域（peripheral）のインターベンションで主に用いられるデザインである。開発当初は冠動脈解離時に血管の内腔を保つことを目的とする，bail-out用デバイスであったが，実際に用いられた症例はトラブルシューティングとしての用途ではなく，通常の冠動脈狭窄の治療であった。1994年には現在用いられるタイプのballoon-expandable（バルーン拡張型）ステントであるPalmaz-SchatzステントがFDA（Food and Drug Administration，米国食品医薬品局）の承認を得，5年後の1999年には8割以上の症例でステントが用いられるまでになる[10)]（**図5.9**）。2001年までには世界で200万例のPCIが行われるわけであるが，じつはステント導入以降ある問題が浮上していた。当時は，バルーン拡張のみの治療からステント治療に移行したことで，recoilや解離に伴う再治療率は大幅に低下すると目されていた。つまり，トンネルの崩落を防止するステントは救世主と考えられていたのである。そこで，BENESTENT試験[11)]，STRESS試験[12)]という二つの大きな臨床試験，すなわちバルーン対ステントの勝負が行われた。結果は予想もしないもので，ステントはバルーンのみの治療と比べ，いずれも10％程度しか再治療率を改善しなかった。この驚くべき結果については，世界中で原因の究明が行われた。のちにステント再狭窄と呼ばれることになるこの現象は，ステントの内側に新生内膜という組織ができ，病理学的分析から主に血管平滑筋細胞の増殖に起因することが明らかとなった。これを受け，細胞増殖を抑えるべきステロイドやNSAID（non-steroidal anti-inflammatory drug，非ステロイド性抗炎症薬），放射線照射などさまざまな手段が試みられたが，最終的に生き

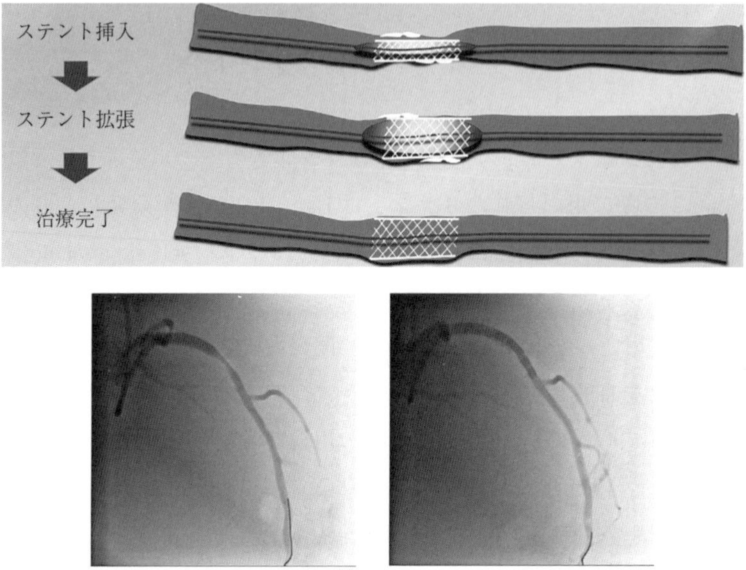

図 5.9　バルーン拡張型ステント留置の流れと X 線透視画像

残ったのは全身的にではなく，局所的に細胞増殖を抑える薬を投与する手段（**local drug delivery**，**LLD**），すなわちステントに薬を塗っておき，それを数ヶ月かけてゆっくり放出（徐放）させるというものであった。使用された薬剤は，イースター島のコケから採取された sirolimus（rapamycin）であった。このコンセプトで生まれたステントは **DES**（**drung-eluting stent**，**薬剤溶出性ステント**）という新たなカテゴリーを形成することになる。

5.5　DES（薬剤溶出性ステント）の時代へ

初の DES である sirolimus-eluting stent（SES）は，ジョンソンエンドジョンソン社より数字の 0 や暗号という意味をもつ「Cypher®」という製品名で 2003 年に販売が開始された。再狭窄発生を大幅に抑制する DES は世界を席巻したが[13]，2004 年頃より**遅発性血栓症**（**late stent thrombosis**）の報告が出はじめた[14]。

遅発性血栓症は，ステント留置1ヶ月後から1年後までの間に起きる血栓症のことであるが，従来の薬剤なしのステントであるBMS（bare metal stent）よりも起きやすいとする報告がなされ，しかも，経年的に血栓症のリスクが増えることが示された。これらの報告を受け，FDAは2006年に緊急会合を開催，米国心臓病学会などのガイドラインに従い，ステント留置後少なくとも1年間の**抗血小板薬2剤併用療法**（アスピリン＋チエノピリジン系抗血小板薬）継続を推奨することとなった。じつは，これらの報告が増えるにつれ，DESの使用率は低下の一途をたどっており，抗血小板薬のお陰でDESは九死に一生を得たと言える[15)]。

その後，プラットフォームとなるステントは，ステンレスからCoCr（コバルトクロミウム），PtCr（プラチナクロミウム）といった合金が用いられるようになり，薄くても強度を保つものへと進化し，薬剤についても，Zotarolimus，Everolimus，BiolimusA9などといったものがつぎつぎと登場し，薬剤をステントに載せるためのポリマーにもさまざまな工夫が凝らされ，第2世代，第3世代へと発展を遂げた。こうして，DESは医薬品と医療機器の融合によって生まれた新たな時代の医療機器として，冠動脈インターベンションのゴールドスタンダードとなった。

5.6　post stent の時代へ

さて，ステント血栓症が問題になる以前から，体の中に異物を残さずに治療できないかというコンセプトが存在していた。その戦略の一つに，「溶けるステント」というものがある。意外と知られていないが，じつは世界初の溶けるステントであるIgaki-Tamai® ステントを開発し臨床応用したのは日本人である。滋賀県立成人病センターの循環器内科医であった玉井秀男と，京都医療設計の井垣敬二がまさに産学医工連携により開発したのがこの「溶けるステント」である。このステントは1998年に初めて人の冠動脈に使用され，その後ヨーロッパにおいてCEマークを取得，Remedy™ という製品名で下肢血管領域の治療に使用されるに至った。先にも述べたように，2000 年代前半は DES においてステント血栓症が問題になった時期であり，世界中で冠動脈に使用可能な「溶けるステント」の研究開発が行われていたとされる。商業ベースでの製品化を初めて実現させたのは米国 Abbott 社であり，2011 年にポリ乳酸系の素材で作製したプラットフォームに Everolimus を載せた Absorb® の販売を開始する。最終的に体内に異物が残らないことを特徴とするこの「溶けるステント」は，BVS または **BRS**（bioresorbable vascular scaffold）と呼ばれた。もはやその名を金属の鋳型に由来する「ステント」ではなく，血管壁を一時的に支える足場，すなわち「スキャフォルド」という新たなカテゴリーとして華々しくデビューしたのである。しかしながら，欧米のみならずわが国における治験データの結果は，いずれも従来の金属ステントよりもステント血栓症が多い傾向を示すものであり，2017 年 9 月 Abbott 本社は製品の販売を終了，Absorb® は製品の名前のとおり世界の市場から姿を消した。皮肉にもこの BRS の息の根を止めるに至った比較試験の相手として用いられた金属ステントは，当時，そして 2019 年現在においてもなお世界で最も使用されている Xience® であり，Abbott 社が自ら製造販売するものであった。金属プラットフォームを用いた DES は，まさに生き残りをかけてステント血栓症を克服すべく，次世代デバイスと目されていた「溶けるステント」が開発されるのを横目につぎつぎと改良を遂げ，勝負に打ち勝ったのである。

ところで，「溶けるステント」は「金属ステント」に勝てなかったわけであるが，そもそも溶けてなくなってよいのであれば，最初からなくてもよいのではないかというコンセプトも誕生した。つまり，ステントは拡張後の血管の構造を保つことを目的としたが，その後，薬剤溶出性ステントが登場し，その素晴らしい結果から，そもそもステントがなくても薬を届けられさえすればよいのではないかという発想に派生したわけである。実際，ステントは解離した血管が閉塞しないよう血管壁を支える支持体としての役割を目的に生まれており，解離していなければ，むしろ金属が残ることで血栓症などのリスクを残すことになるというわけである。この発想は薬剤コーティッドバルーン（drugcoated balloon，**DCB**）として実現することとなる。現在，わが国では冠動脈用，末梢血管用ともにPaclitaxelをコートしたDCBが使用可能になっており，欧米ではSirolimusなどほかの薬剤を使用したものも登場しつつある。わが国では，冠動脈インターベンションにおいて20%近い症例で使用されていると目されており，冠動脈ステントのシェアを脅かす存在になっている。

他方，これらのステントに代わる治療が模索されている最中に，外科領域ではロボット手術システム「ダヴィンチ」が急速に広まっていったが，じつはカテーテルロボットというものも登場している。わが国でもすでに薬事承認を得て患者に使用できるようになっているものは，イスラエルに端を発するCorindus社が開発したCorPath 200 Systemであり，被ばく量の減少など一定の効果が報告されている[16)]。

5.7 インターベンションにおける imaging modality

5.1節で「見える化」について述べたが，X線と造影剤が実現した血管造影と，もう一つ冠動脈インターベンションの発展を支えたのが，血管の内側からの「見える化」である。大きく分けると**血管内超音波**（**IVUS**），**光干渉断層法**（**OCT**），そして**血管内視鏡**が存在する。最も多く用いられているのは，IVUSであり，これは血管の短軸像すなわち輪切りの画をモノクロ画像で描出するものである（**図5.10**）。OCTも基本的コンセプトは同じであるが，こちらに用いられる近赤外線は超音波と異なり赤血球により減衰するため，血液の排除が必要となる。これら2者はステントを留置する際のサイズ決定に有用であり，なかでも血液排除が不要で簡便なIVUSが多くの症例で使用されている。一方の血管内視鏡は，まったく異なるコンセプトであり，使用率は高くないものの，前方方向の画像とフルカラー画像という二つの情報が得られる唯一のデバイスで

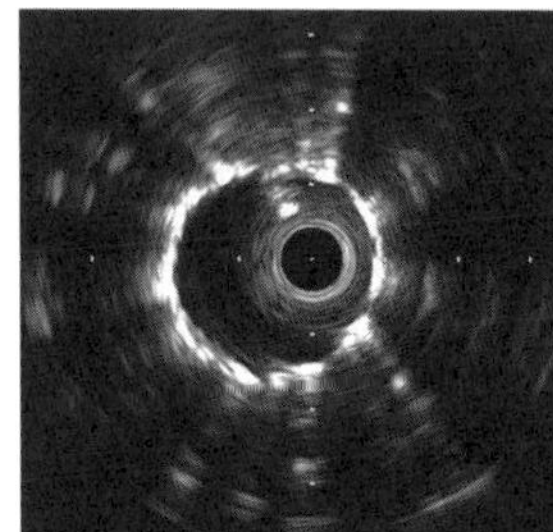

図5.10 血管内超音波（IVUS）による観察

ある。治療時における動脈硬化性プラークや，治療後のステント内血栓の観察などに用いられている[16)]。血管内視鏡自体は1980年代に開発されたが，筆者らは2016年に多成分ガラスファイバを搭載したハイレゾ血管内視鏡，さらに2018年にはイメージセンサをカテーテルの先端に搭載した世界初の電子血管内視鏡を臨床現場に送り出した（**図5.11**，**図5.12**，**図5.13**）[17)〜19)]。

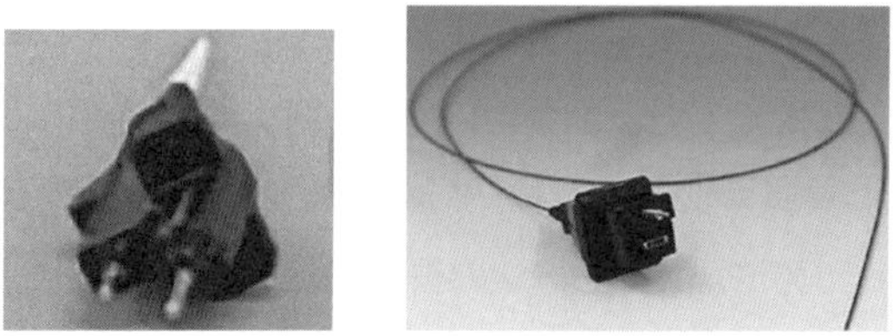

（a）ハイレゾ血管内視鏡　（b）電子血管内視鏡カテーテル

図5.11　ハイレゾ血管内視鏡と電子血管内視鏡カテーテル

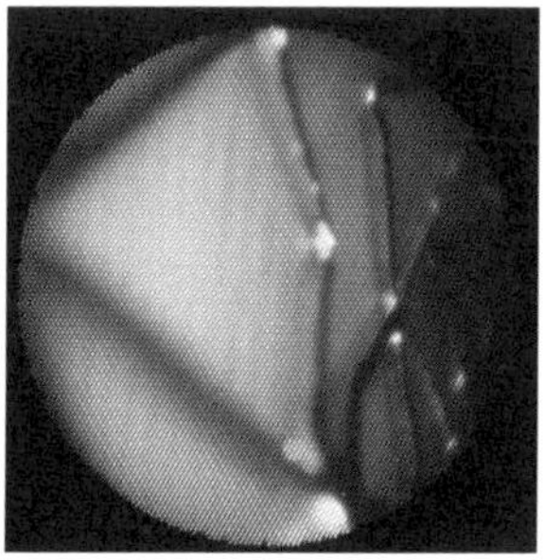

図5.12　ハイレゾ血管内視鏡で観察したステント

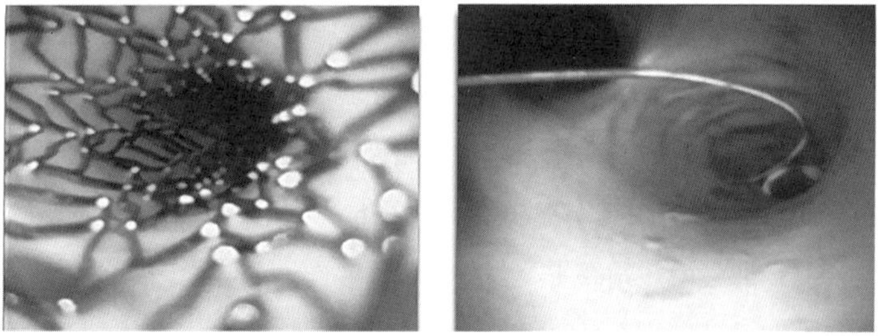

（a）ステント　（b）ガイドワイヤ操作

図5.13　電子血管内視鏡カテーテルで観察したステントとガイドワイヤ操作

これらのイメージングモダリティ（画像化の手法）は，日本国内の冠動脈インターベンションではほとんどの症例で用いられていると言っても過言ではないが，手術時間に与える影響，ならびに保険などの経済的なファクタから，欧米での使用率は2割以下にとどまるとの報告がある[20),21)]。

5.8 冠動脈インターベンションから心血管インターベンションへ

冠動脈インターベンションの発展と現状について解説してきたが，この発展のキーワードは「**低侵襲**」に集約できる。すなわち，Dotterが初めて下肢切断目前の高齢女性の足の血管をカテーテルで治療し，そこに着想を得たGruentzigが胸を開けずに冠動脈の治療を達成した。一方で，心臓は血管以外に心筋，刺激伝導系，そして弁（バルブ）などの構造物からなり，これらの領域にもインターベンションの革命が浸透しつつある。心筋においては，2018年にわが国でも使用可能になったImpella®が挙げられ，これはカテーテルによる補助人工心臓と呼べるもので，血管から心臓の中に羽根車の付いたカテーテルを差し込むことで，ポンプとしての働きが十分果たせなくなった心臓（心筋）を補助するものである。刺激伝導系においては，**カテーテルアブレーション**，**リードレスペースメーカー**が挙げられる。前者は不整脈の原因となる異常な電気の回路を焼灼《しょうしゃく》するもので，心腔内の電位を「見える化」する3次元マッピングの技術があってなし得たものである。後者はこれまで外科的に切開して植え込んでいたペースメーカーを，カテーテルで直接心臓の中に植え込んでしまうものであり，ペースメーカーにつきまとうリード感染に対する解決策として生み出された。弁に関しては，**経カテーテル的大動脈弁置換術**（**TAVI**）に始まり，2018年にわが国でも認められた僧帽弁逆流症に対する経皮的僧帽弁形成術（製品名MitraClip®）が挙げられる。いずれも，従来は人工心肺を駆使して心臓の動きを止め，心臓を切開して行われていた手術が，カテーテルを用いて心臓を切らずに治療することができるようになったものである。なお，この背景にも超音波診断技術の進歩があり，やはり「見える化」により実現した治療であるということができる。また，弁膜症の多くは後天的なものであるが，先天的に心房や心室に穴が空いている病気（心房中隔欠損症，心室中隔欠損症）があり，これらについても，septal occluderと呼ばれる新たなデバイスをカテーテルで運び，穴を塞ぐインターベンション治療が実現されている。これら弁や中隔の治療においては，**SHD**（**structural heart disease**）というカテゴリーが設けられ，新たな治療領域としてフォーカスされている。

さらに，現在多くの降圧薬服用にもかかわらず血圧のコントロールが難しい患者において，腎動脈周囲の交感神経を焼灼し，血圧を下げるという新しい治療，腎デナベーション（**renal denervation**）が試みられている。2018年のEuroPCR Late-breakingセッションにおいても，高周波を用いて焼灼するタイプと超音波で焼灼するタイプが，臨床試験で有効であったとの発表がなされている。

5.9　インターベンショナリストのためのトレーニング

心臓カテーテルインターベンションは個々の患者に対する手術であるため，同じケースは二つと存在しない。しかしながら，血管を拡げてステントを留置するという，一連の手順はある程度パターン化することができ，これらをいかに安全に行うかということが求められるようになってきている。臨床医にとっては毎日行っている手術であっても，患者にとってはその1回が一生を左右しうる大切な手術である。一方で，これまで述べてきたように治療に供するデバイスは毎年進化を遂げており，しかも年々その速度が加速している現状にある。したがって，これらを安全に使用するトレーニングが必要と考えられる。これらの現状を受け，筆者らは臨床医のための**心臓カテーテルシミュレータ**「HEARTROID®」を考案し，2015年より製品化，2020年7月時点で世界15の国と地域で使用されるに至っている[23),24)]（**図5.14**）。拍動流を生み出すポンプと**3次元プリンティング**により作製した透明な心臓を組み合わせることで，実際の手術と同様にX線透視下での冠動脈造影を可能にし，IVUSなどの血管内イメージングモダリティを駆使しながら実際にステントを留置し，その結果を確認することもできる。不整脈のアブレーション治療やSHD領域の新規デバイスのトレーニングや開発にも使用されている。このほか，ソフトウェアベースのシミュレータもいくつか存在し，カテーテル手技の手順を学ぶのに役立っ

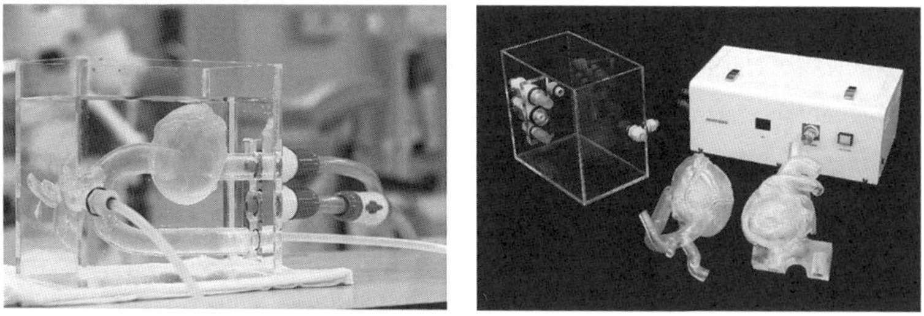

（a）使 用 時　（b）構成パーツ

図5.14　心臓カテーテルシミュレータ「HEARTROID®」

ている。

5.10　お わ り に

こうしてみると，多くの偉人たちによって，「インターベンション」が実現され，いまなお進化を遂げつつあることがわかるが，その偉人たちでさえ，偉業に至るまでにはさまざまな出会いがあり，いわゆるイノベーションは起きる条件が整った際に，起こす人が現れることによって，現実のものとなっていると言っても過言ではない。これこそが serendipity なのかもしれない。これからの時代は，これまでの「専門」というものが解放される時代になると思われる。もちろん，医学を志す者は医師としてのプロであるべきであり，一方で工学を志すものはエンジニアとしてのプロであるべきであって，それ自体が変わることはないが，そこにとどまることなくプラスアルファの領域へ踏み出すことにより，世界の患者を救う可能性を秘めた，いまはまだ見ぬ診断や治療法が拡がっていると信じる。

引用・参考文献

1)　Herrick JB：Clinical Features of Sudden Obstruction of the Coronary Arteries, JAMA, **59**, pp.2015-2020 (1912)

2) Nossaman BD, Scruggs BA, Nossaman VE, Murthy SN, and Kadowitz, PJ：History of Right Heart Catheterization: 100 Years of Experimentation and Methodology Development, Cardiol Rev., **18**, 2, pp.94–101 (2010)
3) William G and Donald SB：Cardiac Catheter History and Current Practice Standards, Grossman's Cardiac Catheterization, Angiography & Intervention, pp.4–13, Lippincott Williams & Wilkins (2006)
4) Cournand AF：Control of the pulmonary circulation in man with some remarks on methodology, Nobel Lecture (1956)
5) Hall RJ, In Memoriam, Sones FM, Jr. M.D. Tex Heart Inst J., **12**, 4, pp.356–358 (1985)
6) Sones FM Jr. and Shirey EK：Cine coronary arteriography, Mod Concepts Cardiovasc Dis., **31**, pp.735–738 (1962)
7) Dotter CT and Judkins MP：Transluminal Treatment of Arteriosclerotic Obstruction, Description of a New Technic and a Preliminary Report of Its Application, Circulation, **30**, 5 (1964)
8) Grüntzig AR, Senning Å, and Siegenthaler WE：Nonoperative dilatation of coronary-artery stenosis: percutaneous transluminal coronary angioplasty., N. Engl. J. Med., **301**, pp.61–68 (1979)
9) Meier B：The First Patient to Undergo Coronary Angioplasty — 23-Year Follow-up, N. Engl. J. Med., **344**, pp.144–145 (2001)
10) Serruys PW, Michael JB, Kutryk, and Andrew TL Ong：Coronary-artery stents, N. Engl. J. Med., **354**, pp.483–495 (2006)
11) Serruys PW, de Jaegere P, Kiemeneij F, et al.：A comparison of balloon-expandable–stent implantation with balloon angioplasty in patients with coronary artery disease, N. Engl. J. Med., **331**, pp.489–495 (1994)
12) Fischman DL, Leon MB, Baim DS, et al.：A randomized comparison of coronary-stent placement and balloon angioplasty in the treatment of coronary artery disease, N. Engl. J. Med., **331**, pp.496–501 (1994)
13) Morice MC, Serruys PW, Sousa JE, Fajadet J, Hayashi EB, Perin M, Colombo A, Schuler G, Barragan P, Guagliumi G, Molnàr F, and Falotico R：A Randomized Comparison of a Sirolimus-Eluting Stent with a Standard Stent for Coronary Revascularization, N. Engl. J. Med., **346**, pp.1773–1780 (2002)
14) McFadden EP, Stabile E, Regar E, Cheneau E, Andrew TL Ong, Kinnaird T, Suddath WO, Weissman NJ, Torguson R, Kent KM, Pichard AD, Satler LF, Waksman R, and Serruys PW：Late thrombosis in drug-eluting coronary stents after

discontinuation of antiplatelet therapy, Lancet, **364**, pp.1519-1521 (2004)

15) 岡山慶太，南都伸介：薬剤溶出性ステント , 医学のあゆみ 創刊 3000 号記念号，**249**，5，p.411（2014）

16) Weisz G, Metzger DC, Caputo RP, Delgado JA, Marshall JJ, Vetrovec GW, Reisman M, Waksman R, Granada JF, Novack V, Moses JW, and Carrozza JP：Safety and Feasibility of Robotic Percutaneous Coronary Intervention, PRECISE Study, J. Am. Coll. Cardiol., **61**, 15, pp.1596-1600 (2013)

17) Shiraki T, Awata M, Okayama K, Mizote I, and Sakata Y：A ruptured fibrous cap of vulnerable plaque visualised by angioscopy, AsiaIntervention, **5**, 52 (2019)

18) Okayama K, Nanto S, and Sakata Y：Electronic high-resolution angioscope, EuroPCR 2019 Presentation, Innovations in imaging and physiology (2019)

19) Okayama K：Next-generation Angioscopic Catheter, ICI2019 Presentation, Innovation in Cardiology Imaging (2019)

20) 岡山慶太：次世代の血管内視鏡 , 医学のあゆみ 動脈硬化 UPDATE，**268**，5，pp.381-387（2019）

21) Ong AT, Daemen J, van Hout BA, Lemos PA, Bosch JL, van Domburg RT, and Serruys PW：Cost-effectiveness of the unrestricted use of sirolimus-eluting stents vs. bare metal stents at 1 and 2-year follow-up: results from the RESEARCH Registry, Eur Heart J., **27**, pp.2996-3003 (2006)

22) 児玉隆秀，山口徹：IVUS ガイド PCI の意義と世界における現状 , 冠疾患誌，**19**，pp.257-262（2013）

23) Okayama K：Do practice not on a patient but a cardiac catheter simulator, ICI2019 Presentation, Innovation in Cardiology (2019)

24) 岡山慶太 , 坂田泰史：心臓カテーテルシミュレーター　HEARTROID, 循環器内科，**84**，5，pp.565-572（2018）

6　ドラッグデリバリーシステム

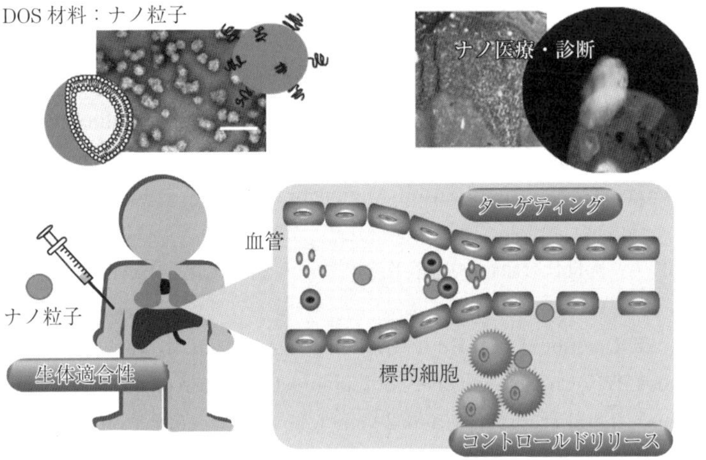

薬物などの生理活性物質を「必要な場所に，必要な量を，必要なタイミングで送り込み，効率よく作用させる」システムは，総称して**ドラッグデリバリーシステム**（**drug delivery system**，**DDS**）と呼ばれ，薬物治療の方法論として研究され，最近ではさまざまな分野において，必要不可欠な基盤技術になりつつある。DDS をその目的によって分類すると

① 生体内での薬物の水可溶化と安定化（**生体適合性**）

② 生体への薬物吸収の促進（経皮吸収や消化管吸収の促進剤など）

③ 生体内における薬物の分布制御（**ターゲティング**）

④ 生体に対する薬物供給の制御（**コントロールドリリース**）

に大別される。

DDS は，薬物を体内の不必要な場所には届けずに標的細胞まで届けることで，わずかな量の薬物でも薬効を示し，それは副作用を低減することにもつながる。また，必要なタイミングで薬物が徐放されることによって薬物の効果を持続させることも可能である。このように DDS は，薬物の効果を最大限に引き出すことを目的としている。また，DDS の対象は治療以外

にも診断薬や予防薬，化粧品などの分野にも応用され，薬物も低分子物質からタンパク質や遺伝子なども扱われ，特にナノテクノロジーの技術を用いて拡がっている。

DDS の考えのもと，体内に薬物を運ぶ際，薬物の生物活性を損なわないように，さまざまな機能を薬物に修飾しなければならない。重要な機能として，生体適合性，**血中滞留性**，**標的指向性**，コントロールドリリースなどが挙げられ，それら機能を薬物にもたせる DDS 材料が必要になる（**図 6.1**）。本章では，近年注目を浴びている**ナノ粒子**について，生体適合性の付与，血中滞留性や標的指向性などのターゲティングシステムについて紹介する。

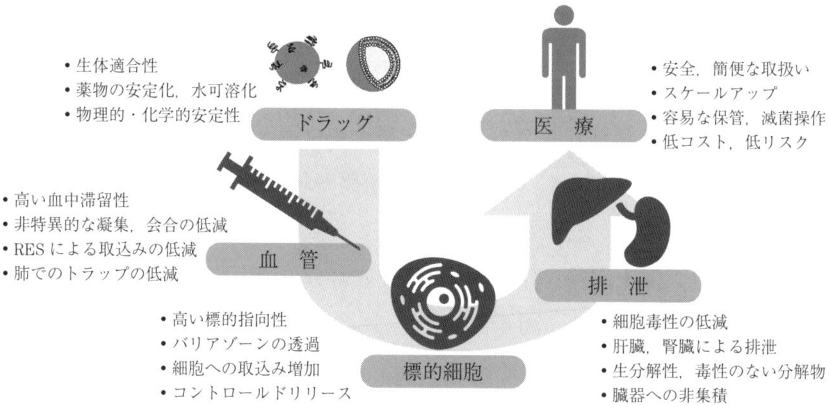

図 6.1 DDS における設計指針

6.1 生 体 適 合 性

さまざまな材料を DDS などの医療に応用するには生体適合性の付加が必要である。生体適合性とは「生体組織に有害な作用を及ぼさないこと」であり，材料の医用目的，部位，環境，期間などによってその意味するところは異なる。機能を発現しながらも周囲の生体にマイナスの影響を与えないことが生体適合性があると言える。また生体は材料に接触すると変化し，異物として貪食《どんしょく》し除去しようとする。これが激しくなると，免疫反応や炎症反応などの拒絶反応を引き起こすことすらある[1)]。

低侵襲性医療を目指すDDSにおいて，薬物や分子プローブの投与経路は患者のQOL（quality of life）を考慮に入れた場合，経口投与が有用であるが，血管内投与も有用な選択肢の一つと考えられる。そこで，本節では血液成分と接触する材料の表面処理について，これまで提案されてきた概念を述べる。

血液適合性ポリマーの開発において最も古い概念の一つが，不活性表面の創製である。マテリアルの表面エネルギーが低く，血液成分に対してできるだけ不活性な表面として疎水性のポリマーが選ばれた。その代表的なものが，ポリテトラフルオロエチレン（PTFE）などである。人工血管などバイオマテリアルとして現在使用されているが，抗血栓性を有しているとは言い難い[2)]。

われわれが知る最も理想的な血液適合性表面は，血管の内皮表面であり，それを模倣した**リン脂質**表面である。この細胞膜は厚み7～10nmのリン脂質2分子膜を基本とし，これにタンパク質や糖鎖が組み合わされて高度なインタフェースとして働く。この役割を果たしているものがリン脂質であり，細胞内外の水相に極性基を向け，疎水性のアルキル部分の疎水性相互作用による分子集合で隔壁となっている（**図6.2**（a））[3)]。

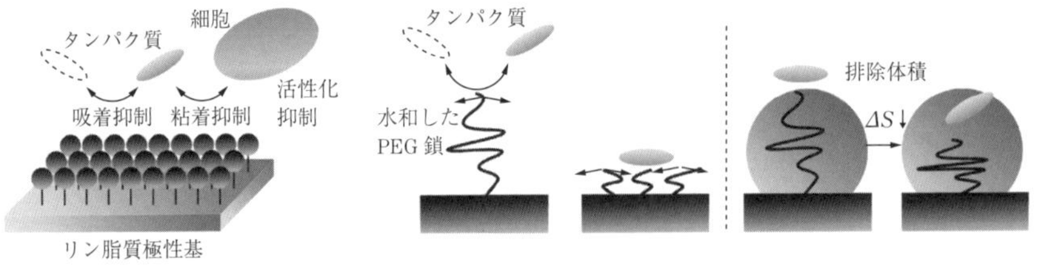

（a）リン脂質表面　　（b）PEG表面

図6.2　リン脂質表面とPEG表面の生体非認識特性

また，高含水率“溶解鎖”表面は，Mirreillらにより親水性ポリマーをグラフトしたマテリアルによる血液成分の吸着抑制効果が発見されて以来，高含水率の長鎖を有するマテリアルが検討されてきた。水溶性でかつ運動性を有する**ポリエチレングリコール**（**PEG**）による表面修飾は，1970年代より世界中で多くの試みがなされてきた（図（b））。このモデル図からわかるように，PEG鎖の運動がタンパク質の吸着を抑制する。これはPEG鎖の排除体積効果で吸着しようとするタンパク質が排除されるというものである。PEGで表面を改質することによって優れた血液適合性が得られるとの報告も多いが，グラフトするポリマーの鎖長，密度などの厳密な調節が不可欠である。特にPEGでは分子量を短くし表面を高密度にすることで，分子運動性が低下し，排除体積効果が減少するためにタンパク質の吸着が生じることが報告されている[4)]。

6.2 ナノ粒子を用いたドラッグデリバリーシステム

リポソームは，生体膜成分であるリン脂質から形成される脂質2分子膜の人工の閉鎖小胞である。1956年にBanghamらによって初めて報告された。薬物を膜内の疎水性部分や内水相に含有できるため，ドラッグデリバリーシステムのキャリアとしてこれまで用いられてきた。リポソームの特長として，水溶性薬物から脂溶性薬物まで多くの物質を内水相あるいは脂質二重層中に封入可能であり，生体膜由来の脂質であるため生分解性である。また，粒子径，膜組成を自由に選択でき表面の修飾も可能である。現在はリポソーム製剤として製品化が進み，臨床における有効性や安全性が認められつつある。Vester社はアムホテリンBのリポソーム製剤であるAmBisomeを製品化している[5),6)]。またリポソームは静脈内投与すると肝臓・脾臓などの細網内皮系組織（RES）に大部分が取り込まれる欠点がある。この問題点を解決したのが，表面をPEGで修飾したステルスリポソームである。リポソーム表面に水和層が形成され，血中のオプソニン効果を著しく低減し，RESのマクロファージによる取込みが抑制された。このステルスリポソームは製品化され，元LTI社が開発したドキソルビシンを内封したDOXILがそれであり，米国やヨーロッパ，およびわが国でも販売されている[7),8)]。

また，リポソームと同様に代表されるナノマテリアルとして，親水性-疎水性ポリマーからなるブロック共重合体の**高分子ミセル**と言えるだろう。性質の異なるブロック共重合体は一定環境下において熱力学的に最も安定な形態をとることが知られており，いわゆるコア-シェル型高分子ミセルが形成される。Kataoka らが作製した PEG ブロック共重合体から形成された高分子ミセルは，粒子径 100 nm 以下で非常に均一な粒子である。ミセルのシェルである PEG はミセルどうしの凝集を抑制するばかりではなく，生体からの異物認識反応をきわめて抑制する。また，コアには疎水性凝集力によって抗がん剤であるドキソルビシンや静電的相互作用により，プラスミド DNA や光増感剤であるデンドリマーポルフィリンなどの内包が可能である。さらにパッシブターゲティングである EPR 効果によって腫瘍部位に蓄積させる方法や，アクティブターゲティングとして PEG 鎖の末端に腫瘍認識能をもつ環状 RGD ペプチドを付加させ方法により，腫瘍の完全退縮を含めた制がん効果やがん組織のイメージングが実証されている（**図 6.3**）[9),10)]。

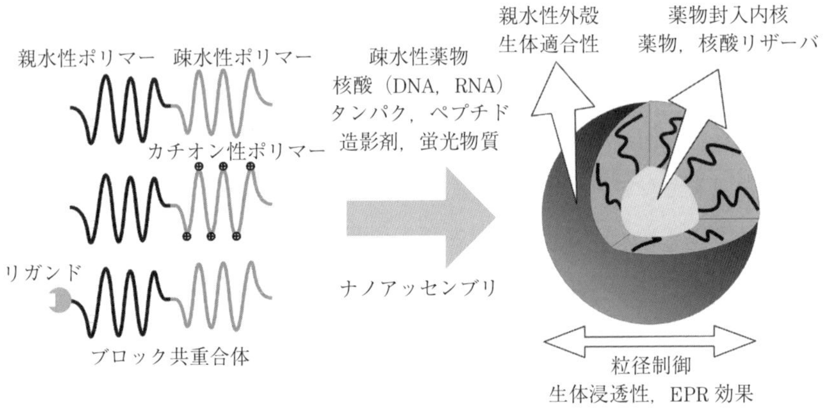

図 6.3　PEG ブロック共重合体による高分子ミセル

6.3　ターゲティングシステム

薬物のターゲティングとは，薬物を必要な部位に選択的に指向させ働かせることと定義され，必要な部位での薬物濃度を向上させることができるため，薬理作用が増強される一方，ほかの部位への送達量を少なくすることで副作用を軽減することが可能となる[11]。この薬物のターゲティングは，キャリアによって薬物を特定の細胞，組織，臓器のみに選択的に運搬することによって達成される。ターゲティングには，**パッシブターゲティング**と**アクティブターゲティング**が報告されている[12),13]。パッシブターゲティングとは，複合体の粒径や表面電荷の物理特性を適切に調節する方法で，enhanced permeability and retention（EPR）効果に基づくものである[14]。がん細胞では血管形成が活発であるため，新生血管の構築性が悪く，数百 nm 程度のすきまがあいている。そのため，正常血管と比較して物資透過性が高く，また排泄機能をもつリンパ管が未発達なため蓄積しやすい性質をもつ。この EPR 効果によりがん組織のパッシブターゲティングが可能であり，一般的に複合体の粒径は 5 ～ 200 nm が適切であると考えられている。また，血液中には負電荷を帯びた血球細胞やアルブミンなどの血清タンパク質が大量に存在するため，カチオン性である DNA 複合体はタンパク質などと相互作用し，凝集や沈殿が生じてしまい，標的組織に到達するまでにトラップされてしまう。高い血中滞留性の一般的なストラテジーは電荷をもたない PEG 鎖の修飾である。PEG によって複合体どうしの凝集や血清タンパク質との相互作用を抑制できる。このような生体組織との非特異的な相互作用を極力小さくする性質を，レーダ網によって識別されない爆撃機とのアナロジーから「**ステルス**（stealth）**性**」とも言われている。アクティブターゲティングは，標的組織の細胞表面に過剰に存在するレセプタを標的とし，リガンド分子をキャリアに修飾することで標的組織に集積させる方法である。代表的なリガンド分子として，肝臓を標的とするアシアログリコプロテインやガラクトース，がん組織を標的とするトランスフェリンや葉酸などが多く報告されている。

6.4　外部刺激を組み合わせたターゲティングシステム

現在用いられている DDS 製剤やイメージング用プローブは，一度体内に投与してしまえば，その速度や到達部位は人為的には変えられず自然任せとなる。そこで体内のナノ粒子を人為的に制御したいということが考えられ，磁場や超音波，温度，光などの外部刺激に応答するナノ粒子を利用し，薬物徐放や体内動態をコントロールする試みがある。そこで，ナノマテリアルがもつターゲティングシステムに加えて外部刺激に応答するターゲティングシステムを組み合わせたダブルターゲティングが提唱された（**図 6.4**）[15〜17]。ダブルターゲティングは，キャリアがもつパッシブターゲティング，アクティブターゲティングを駆使し，選択的に標的組織付近に薬物を運搬し，外部刺激により薬物の徐放や薬理効果，移行促進を選択的にコントロールするものである。ターゲティングをダブルにすることで複雑な薬理効果の制御や副作用のさらなる低減が見込まれる。外部刺激とナノ粒子を組み合わせるシステムは，生体外からナノ粒子の特性を最大限に利用でき，低侵襲性医療を目指すナノ医療の新たなアプローチとなるだろう[18]。

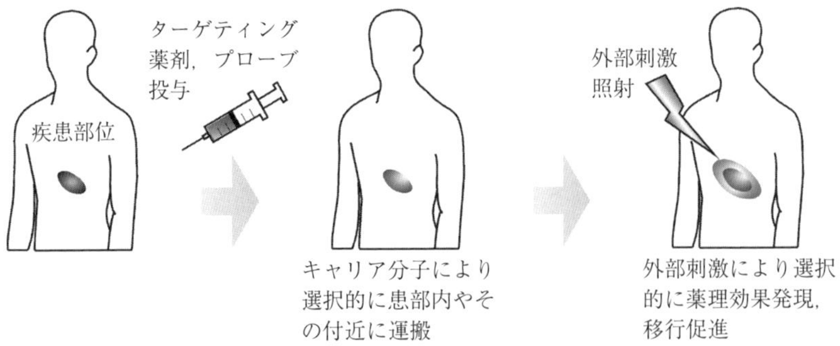

図 6.4　外部刺激を組み合わせたターゲティングシステムの概略

温度による標的組織での薬物放出または移行促進をコントロールする方法は，温度感受性高分子である **N-イソプロピルアクリルアミド（NIPAM）**を利用したシステムが代表的である。NIPAM は水中で下限臨界溶液濃度（LCST）を有し，32℃ を境に低温では水和し溶解しているが，それ以上では急激な脱水和に伴い，凝集，沈殿を起こす。LCST は，NIPAM 鎖に導入する親水性あるいは疎水性モノマーとの共重合組成により任意に制御でき，至適温度で薬物放出のON-OFF制御が可能である。NIPAM架橋ゲルは，温度変化に応答して膨潤-収縮変化を起こし，これに伴う薬物放出デバイスの開発が行われてきた。NIPAMゲル内に薬物を内包させ，高温にすることで薬物を放出させ，低温になると薬物放出を停止するデバイスである（**図6.5**（a））[19),20)]。

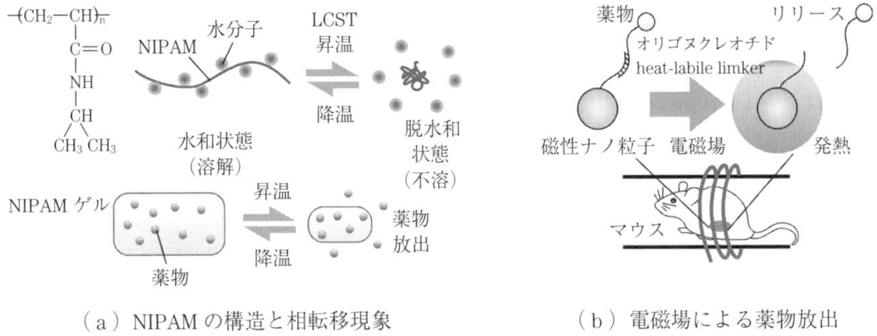

図6.5 NIPAMの構造と温度変化に応答した相転移現象と酸化鉄粒子をデバイスとした電磁場による薬物放出の概念図

電磁場は生体に低侵襲的な外部刺激であり，磁気誘導型のターゲティングシステムは有用な技術である。初期の研究では，抗がん剤を活性炭やアルブミン小球体に包含させ，鉄と混合して投与し外部の磁石によって標的臓器に誘導する試みが行われた[21)]。現在では，磁性を帯びた酸化鉄粒子を用いる方法が行われている。酸化鉄粒子に抗がん剤を結合させ投与し，電磁石を用いて磁束密度の高い磁力線をがん組織にフォーカスすることで，がん組織に誘導し標的化している。また，酸化鉄粒子は外部磁場により振動し熱を発生することも可能である。磁場により発生した熱を利用した薬物放出制御が報告されている[22)]。加熱により不安定化し解離するリンカーとして，二本鎖オリゴヌクレオチドを表面修飾したオリゴヌクレオチド修飾酸化鉄粒子を調製し，電磁場をかけることで粒子が加熱し，オリゴヌクレオチドが解離し，一本鎖オリゴヌクレオチドがリリースする。また*in vivo*（生体内）においてもその有用性を示している（図6.5（b））。

光をトリガーとした薬物放出も報告されている。一概に光を利用するといっても，どの波長を選択するか否かによって，それぞれ特長は異なる。DDSにおいてトリガーとして主に利用されてきたのは，紫外光，可視光が多く，光分解性リポソームなどがある。しかし，反応性のみではなく，生体分子や組織に対するダメージを考慮する必要がある。そこで近赤外光が注目を集めている。近赤外光は生体に対して透過性のよい光として期待されている。Kataokaらは，近赤外光をトリガーとしてキャリアを細胞質へ移行させることに成功している[23)]。ペプチド/DNA複合体にさらに光増感剤で覆った複合体を作製し，エンドサイトーシス経由で取り込まれた複合体は，近赤外光に照射された光増感剤によってエンドソーム膜が破壊され，複合体を能動的に細胞質に移行させた。実際に光照射によって遺伝子発現が向上することが認められている。

DDS材料は単に薬物をぶら下げる担体ではなく，積極的に薬物の体内や細胞内での動態，分布を制御し，体外や体内の物理信号，化学信号に応答して薬物の機能発現を調節する働きを担っている。がん化学療法や遺伝子デリバリー，再生医療などの最先端医学との連携により，ますますの発展が期待される。

引用・参考文献

1)　中林宣男，石原一彦，岩崎泰彦 共著：バイオマテリアル，日本エム・イー学会 編，コロナ社（1999）

2)　Okano T, Suzuki K, Yui N, Sakurai Y, and Nakahara S：J. Biomed. Mater. Res.，**27**，pp. 1519-1525 (1993)

3)　Ishihara K, Ueda T, and Nakabayashi N：Polym. J.，**22**，pp. 355-360 (1990)

4)　Bergstr K, Osterberg E, Holmberg K, Hoffman AS, Schuman TP, Kozlowski A, and Harris JH：J. Biomater. Sci., Polymer Edition，**6**，pp. 123-132 (1994)

5)　Adler-Moore JP and Proffitt RT：J. Liposome Res.，**3**，pp. 429450 (1993)

6)　Bakker-Woudenber AJ, Otte-Lambillio M, Kate MT, Vianen WV, and Etten EW：J. Amtimicrob. Chemother.，**35**，pp. 509-519 (1995)

7)　http://www.doxil.com（2019年6月1日確認）

8)　Safra T, Muggia F, Jeffers S, Tsao-Wei DD, Groshen S, Lyass O, Henderson R, Berry G, and A. Gabizon：Annals. Oncol，**11**，pp. 1029-1033 (2000)

9) Kataoka K, Harada A, and Nagasaki Y：Adv. Drug. Deliv. Rev., **47**, pp. 113-131 (2001)
10) Nishiyama N and Kataoka K：Adv. Polym. Sci., **193**, pp. 67-101 (2006)
11) 橋田充：ドラッグデリバリーシステム，化学同人（1995）
12) Varga CM, Wickham TJ, and Lauffengurger DA：Biothecnol. Bioeng., **70**, pp. 593-605 (2000)
13) Stefanidakis M and Koivunen E：Curr. Phar. Design., **10**, pp. 3033-3044 (2004)
14) Matsumura Y and Maeda H：Cancer Res., **46**, pp. 6387-6392 (1986)
15) Nagasaki T, Atarashi K, Makino K, Noguchi A, Matsumoto T, and Tamagaki S：Mol. Cryst. Liquid. Cryst., **345**, pp. 227-232 (2000)
16) Yokoyama M, Kurisawa M, and Okano T：J. Artificial Organs, **4**, pp. 138-145 (2001)
17) Martin A, Sun H, Husseini G A, Pitt W G, Christensen D A, and Rapoport N Y：J. Contr. Rel., **84**, pp. 39-47 (2002)
18) 田畑泰彦 編集：遺伝子医学別冊 ドラッグデリバリーシステム，メディカルドゥ（2003）
19) Bae YH, Okano T, and Kim SW：Pharm. Res., **8**, pp. 531-537 (1991)
20) Yoshida R, Kaneko Y, Sakai K, Okano T, Sakurai Y, Bae YH, and Kim EW：J. Control. Res., **32**, pp. 97-102 (1994)
21) Windder KJ, Senyei AE, and Ranney DF：Adv. Pharmacol. Chemother., **16**, pp. 213-271 (1979)
22) Derfus AM, Maltzahn G, Harris TJ, Duza T, Vecchil KS, Ruoslahti E, and Bhatia S N：Adv. Mater., **19**, pp. 3932-3936 (2007)
23) Nishiyama N, Iriyama A, Jang W–D, Miyata K, Itaka K, Inoue Y, Takahashi H, Yanagi Y, Tamaki Y, Koyama H, and Kataoka K：Nat. Mater., **4**, pp. 934-941 (2005)

7　手術ナビゲーションシステム

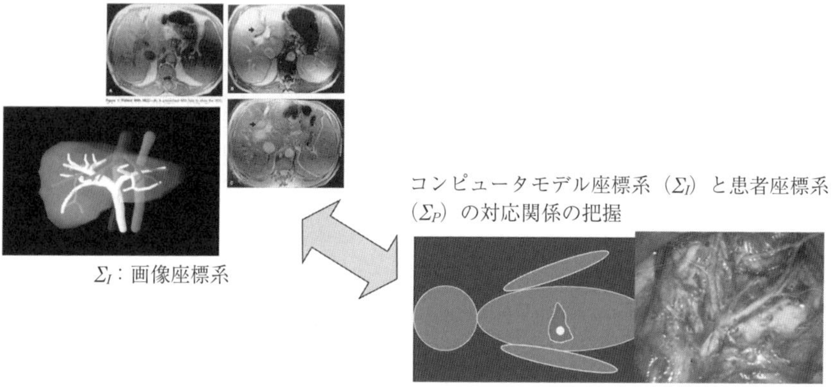

本章では，外科手術において術野の解剖学的情報，機能情報などをその3次元位置情報と関連付けて術野に提示することで，術者による患部の位置，領域の正確な把握，損傷してはならない重要血管，重要組織などの正確な空間認識を支援し，外科手術を安全かつ確実に実施するためのナビゲーション技術について解説する。この技術は，脳神経外科領域や整形外科領域で広く使用されており，腹腔鏡下手術など，低侵襲手術において視野が制限された環境のもとで術野の空間認識が難しい場合，その有用性が期待されており，応用範囲の拡大が研究されている。

手術ナビゲーションでは，患者の患部の3次元構造を把握するためのX線CT，MRI-CT，医用超音波画像などの医用画像計測技術と医療画像処理技術が基盤技術の一つであり，滅菌された空間において，術者が処理する部位を非接触で3次元計測する技術は必須である。また，単なる解剖構造情報のみならず機能情報を提示する場合には，さまざまな生体計測技術が応用されるとともに，外科医が観察する術野に，これらの情報を重畳して提示する**拡張現実感技術**などヒューマンインタフェース技術も重要となる。

7.1 手術ナビゲーションとは

手術ナビゲーション技術とは，外科手術の際，外科医に対して解剖構造情報，術野における血流，病態に関わる情報などを，術野の3次元位置（2次元画像の場合は，3次元位置に対応する2次元位置）に重畳させて提示することにより，外科手術の安全，かつ確実な実行を支援する技術である。各種の外科手術を行ううえで重要な情報（必ずしも医用画像情報に限定されるわけではない）を，患者の術野に患者の解剖構造の3次元位置に関連付けて提示する技術である。代表的な例は，術前の患部の**X線CT**や**MRI-CT**により計測された臓器，血管などの3次元的な解剖情報を実際に外科医が観察する術野の画像に位置，姿勢を合わせて表示し，さらに外科医が操作する手術器具の3次元位置を連続計測することにより，外科医が現在手術器具で処置している部位が，術前3次元画像上のどの位置に対応するかを可能とするシステムが挙げられる。このシステムにより，外科医は，組織表面の内部に存在することから肉眼では観察することができない，摘出しようとする腫瘍組織の位置や，損傷してはならない重要血管などの位置を把握したり，肉眼だけでは困難な解剖構造の把握が可能となり，的確な処置が可能となる。

公開されている手術ナビゲーションに関する動画例については，章末の文献1)，2)を参照されたい。

7.2 手術ナビゲーションのための技術

7.2.1 手術ナビゲーションに必要となる一般的処理

手術ナビゲーションを行うためには，**図7.1**に示すように

① 医用画像計測技術などを用いた患者の患部・術野に関する解剖構造などの3次元的位置の把握（セグメンテーション†）

† 7.2.2項参照。

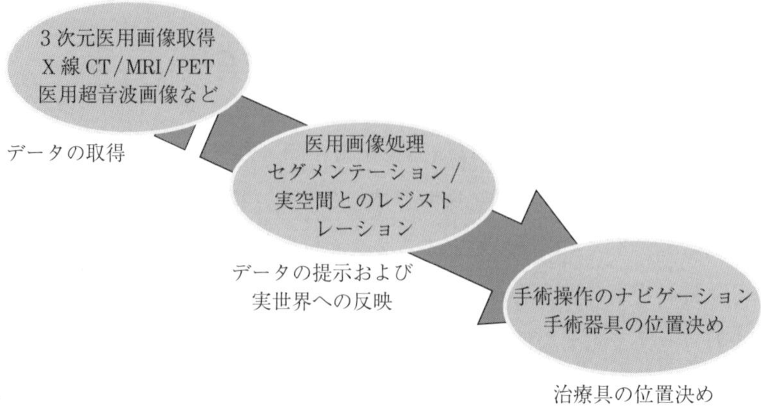

図7.1　手術ナビゲーションに求められる情報処理

② 計測データを実際の患者の3次元位置に関係付けるレジストレーション†

③ 統合した情報を外科医に理解しやすい形で提示

という3段階に分けられる。当然のことながら患者は移動，変形することから，これらの3ステップの作業を繰り返し連続して実行することで，リアルタイム性を与えることができる。

7.2.2 手術ナビゲーションに求められる医用画像処理技術

〔1〕 **セグメンテーション**　一般的な内容の画像処置については，ほかの専門書を参照されたい[3)]。手術の解剖構造を理解するためには，画像の中から，病変部位や臓器などの解剖構造ごとに分類して3次元情報を抽出する必要がある。この処理を**セグメンテーション**（segmentation）と呼ぶ。これにはさまざまなアルゴリズムがある[4)]。ヒトの解剖構造の統計的解析に基づき，平均的な臓器の構造モデルを作製し，実際の画像計測情報をもとにこのモデルを変形することでセグメンテーションを行う手法も存在する。最近では深層学習など機械学習を用いた人工知能的な手法によるセグメンテーションの性能がきわめて高いことが示されており，セグメンテーション手法が大きく変わりつつある[5),6)]。

† 7.2.2項参照。

〔2〕 **レジストレーション**　手術ナビゲーションを行うためには，医用画像空間座標上で記述された画像情報のある3次元座標上の情報が，実際の患者が置かれている実空間上の座標系内のどの位置に対応するかを定めなければならない。この過程を**レジストレーション**（registration）と呼ぶ。レジストレーションのためには，ある対応点の医用画像空間での3次元位置と，患者実空間の3次元位置の対応関係を，実際の計測に基づいて推定する必要がある。章のはじめに，レジストレーションにおける画像座標系と患者座標系の対応関係の同定を図示した。

一般に座標変換は，物体の3次元的な並進移動と3次元的な回転の組合せで表現される。異なる3次元座標系 Σ_A と Σ_B が存在するとき，Σ_A 上の任意の点 P_A を Σ_B 上の点 P_B に対応付ける変換は，3×3の回転行列 R および平行移動成分からなるベクトル $\boldsymbol{q}=[q_{x_B},\ q_{y_B},\ q_{z_B}]$ を用いて

$$P_B = R\cdot P_A + \boldsymbol{q} \tag{7.1}$$

と表すことができる。さらに，定数を導入することによって次元を一つ増やした同次座標系を考え，点 P_A の点 P_B への変換行列を表記すると

$$T_{\Sigma A\to\Sigma B}=\begin{bmatrix} R_{11} & R_{12} & R_{13} & q_{x_B} \\ R_{21} & R_{22} & R_{23} & q_{y_B} \\ R_{31} & R_{32} & R_{33} & q_{z_B} \\ 0 & 0 & 0 & 1 \end{bmatrix} \tag{7.2}$$

$$\begin{bmatrix} p_{x_B} \\ p_{y_B} \\ p_{z_B} \\ 1 \end{bmatrix} = T_{\Sigma A\to\Sigma B}\cdot\begin{bmatrix} p_{x_A} \\ p_{y_A} \\ p_{z_A} \\ 1 \end{bmatrix} = \begin{bmatrix} R_{11} & R_{12} & R_{13} & q_{x_B} \\ R_{21} & R_{22} & R_{23} & q_{y_B} \\ R_{31} & R_{32} & R_{33} & q_{z_B} \\ 0 & 0 & 0 & 1 \end{bmatrix}\cdot\begin{bmatrix} p_{x_A} \\ p_{y_A} \\ p_{z_A} \\ 1 \end{bmatrix} \tag{7.3}$$

と表現される。回転行列 R の性質から，この変換を定めるパラメータは回転に関して6自由度，並進に関して3自由度の合計9個のパラメータであり，これをコンピュータ空間内の参照点と患者空間内のその参照点に対応する点の座標値データから定めていく。したがって，3点以上の参照点が必要となる。対応点関係の実測値には計測誤差があるので，通常は3以上の十分な数の参照点

の対応関係を実測し，これを使用して**座標変換**を推定する。

3 次元空間上に n 個の点があると仮定する（ただし，$n \geqq 3$ とする）。このとき，3 次元医用画像座標系で各点の位置座標を表現する 3 次元ベクトルが，座標系 Σ_A では $\boldsymbol{a}_1$，$\boldsymbol{a}_2 \cdots$，$\boldsymbol{a}_n$，座標系 Σ_B で $\boldsymbol{b}_1$，$\boldsymbol{b}_2 \cdots$，$\boldsymbol{b}_n$ と表されるものとする。これらの座標データを使い，医用画像座標系から患者座標系への変換 $T_{\Sigma A \to \Sigma B}$ を

$$\sum_{i=1}^{n} (\boldsymbol{b}_i - T_{\Sigma A \to \Sigma B} \cdot \boldsymbol{a}_i)^2 \tag{7.4}$$

が最小となるように，$T_{\Sigma A \to \Sigma B}$ を定める 6 個のパラメータの値を推定することなどが行われる[7)]。また，点群の間の距離が最小となるように繰り返し計算を行うことで変換推定する ICP（iterative closest point）アルゴリズム[8)] などさまざまな手法がある。

7.2.3　3 次元位置姿勢計測技術

コンピュータ内の医用画像の座標系は，医用画像データにおいて定義されている。一方，患者空間での対応点の 3 次元位置についてもある原点を決めて定義する必要がある。このため，患者の 3 次元位置をある座標系内で計測する 3 次元位置計測装置が必要である。手術室での無菌の清潔空間における 3 次元計測が必要であることから，滅菌可能かつ非接触で行えるものが望ましい。

3 次元位置計測装置としては，大別して以下に示す三つの手法がある。

（1）　**光学式 3 次元位置計測装置**：三角測量の原理に基づき，赤外線など肉眼では見えない光を用いて，赤外線反射率の高いマーカの位置を 2 台のカメラで計測し，その視差からそのマーカのカメラ座標系における 3 次元位置を計測することが可能である。三つのマーカの 3 次元位置を計測すれば，三つのマーカを含む平面の法線ベクトルを定めることができ，3 次元位置のみならず姿勢も推定することが可能となる。**図 7.2** に，光学式 3 次元位置計測装置およびマーカを取り付けた非接触 3 次元位置ポインティングデバイスの例を示す。

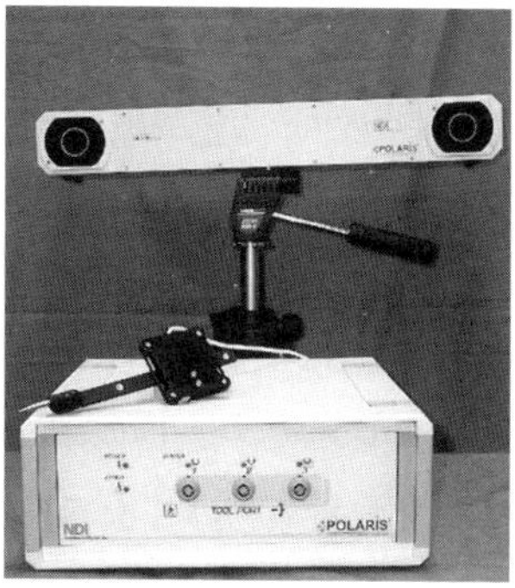

（a） 光学式 3 次元位置計測装置

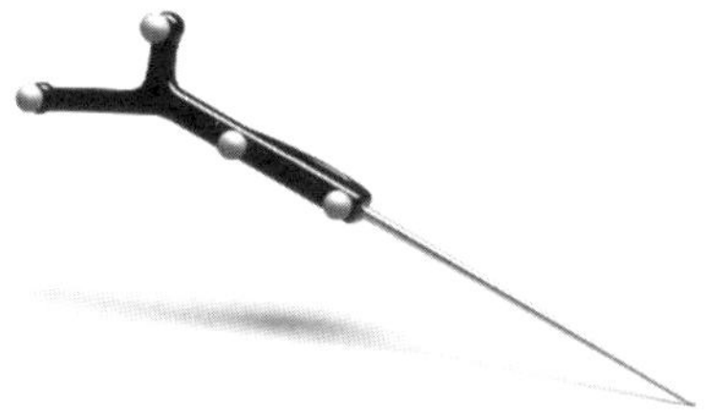
https://www.ndigital.com/medical
/products/accessories/（2020 年 9 月 5 日確認）

（b） マーカを取り付けた非接触 3 次元位置ポインティングデバイス

図 7.2 光学式 3 次元位置計測装置およびマーカを取り付けた非接触 3 次元位置ポインティングデバイスの例

（2） **磁気式 3 次元位置計測装置**：（1）の光学式 3 次元位置計測装置は，カメラからマーカを観察できる条件でのみ使用可能であり，内視鏡下手術などで術具の 3 次元位置計測をする場合，体外に出ている部分にマーカを装着する必要性がある。血管に挿入するカテーテルなどの先端位置を計測する場合，光学式の計測装置は使用できない。このような目的には，体外に置いた地場発生コイルから異なる周波数の交流磁場を発生させ，カテーテル先端に設置した小型地場センサでその地場強度を計測することにより，体外の磁場発生装置からの距離を推定し位置を計測する方式が実用化されている（**図 7.3**）。

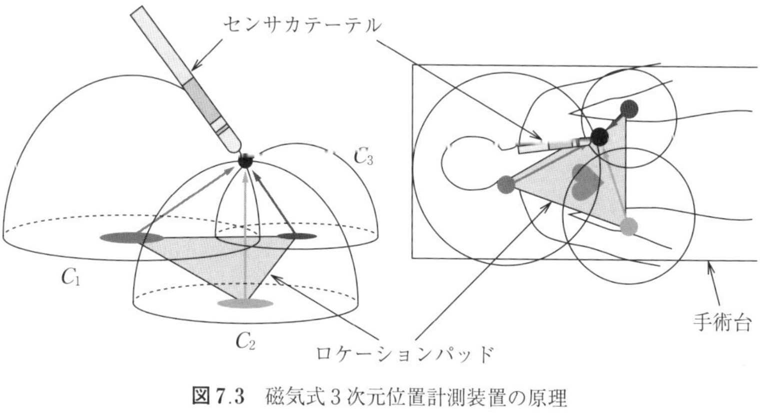

図 7.3 磁気式 3 次元位置計測装置の原理

（3）　**computer vision 技術を活用した汎用カメラを用いる計測装置**　近年の **computer vision** の技術進歩により画像計測による3次元計測が可能となっている。これらの汎用カメラを用いて，**図7.4** に示すようなパターン計測をすることで，これが装着された装置のカメラ座標系の中での3次元位置計測をすることが可能である[9]。またこのような人工的なマークを使わなくても生体臓器がもつテクスチャから特徴点を選別し，ステレオカメラ上の対応点を自動的に抽出し対応付けを行い，三角測量をすることで対象物の3次元形状を計測する方法などが検討されている[10]。当然のことながら，これらの手法は物体の3次元位置による見え方（画像）の変化を手掛かりに位置計測を行うため，3次元的な位置姿勢の変化による画像変化が小さい条件では，位置計測制度に限界がある。

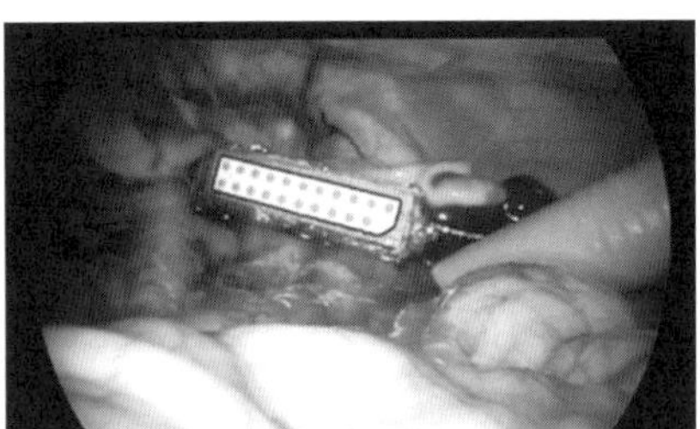

図7.4　術具に設置したドットマーカアレイパターンの画像解析による，内視鏡画像座標系内での手術器具の3次元位置計測

7.2.4　剛体レジストレーションと非剛体レジストレーション

7.2.3項で示したレジストレーションでは，術前に撮影した画像から得られた臓器形状が，術中と同一であることを仮定している。これは脊椎，頭蓋骨，顎骨などの硬い組織において成立する仮定である。また脳神経外科においては，開頭術前後で脳に加わる圧力状態の変化によって脳組織の変形が生じるが，変形が問題になるほど大きくない場合，この過程が近似的に成り立つと仮定できる。また，開頭術後に術中MRI装置などで撮影された画像を用いてこの影響を小さくすることができる。このような背景から，脊椎手術などの整形外科分野および脳神経外科分野においては，手術ナビゲーションが普及するこ

とにつながっている。

一方，腹部臓器などの軟組織においては，体位変化や手術操作により臓器が大きく変形するため，術前画像から生成された臓器モデルを，術中に計測できる臓器表面形状データなどを参考に変形させて，より現実に近い解剖構造を推定して手術ナビゲーションに活用する手法が研究されている[11]。表面形状データ以外には，術中医用超音波画像計測装置で得られる断層画像などを参考にすることもある。この場合，臓器変形をどのように表現するかが課題である。3次元アニメーションの作成などで応用されている free form deformation（FFD）と呼ばれる，物理学的な妥当性は考慮せず，外観として自然な変形を表現するアルゴリズムを応用して変形を表す方法[12]や，力学的なある条件を仮定して**有限要素法**を用いて，観測可能な表面形状に近い形になるように変形を推測する方法[13]などが検討されている。しかしながら，現在その妥当性の評価が難しく，いまだ研究段階の技術である。このような術前3次元画像から得られる臓器モデルを何らかの方法で，現実に即した形に合うように変形させ，術中の形状情報にレジストレーションする手法は，「非剛体レジストレーション」と呼ばれる。

7.3　手術ナビゲーションシステムの利用形態

現実の患者位置情報と，**3次元医用画像**情報がレジストレーションにより対応付けられたのち，例えば現在手術器具（手術鉗子など）が触れている部分が術前医用画像のどの部分に対応するかを提示する，あるいは骨に穿孔するためにドリルを位置決めする場合，ドリル挿入位置とドリル姿勢が手術計画どおりに位置決めされているかどうかを表示しなければならない。**図7.5**（a）にその一例を示す。手術計画で示される理想の位置姿勢に対する，実際の手術機器の位置姿勢を重畳して示すことにより，手術ナビゲーションを行うものである。

外科手術においては，手術野で観察されるものは術野表面であるが，そこに手術操作を加える際，観察できる表面下の重要血管など，処置上注意を要する

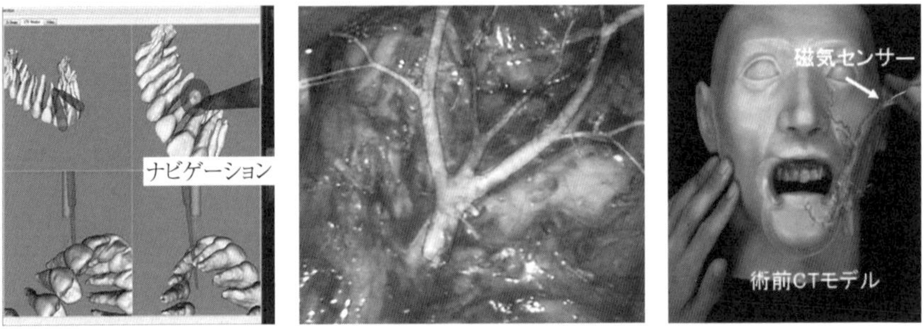

（a）口腔外科領域における術具位置決め支援　（b）組織内血管走行重畳表示　（c）カテーテルによる血管内治療の AR ナビゲーション

図 7.5　手術ナビゲーションの実装例

解剖構造の位置を知ることは，安全で確実な処置をするための重要な情報支援となる。その例を図（b）に示す。

また通常カテーテル治療は，血管造影装置を使いながらカテーテルの位置を確認しつつ手技が行われる。これに対し手術ナビゲーションを併用することで，術中放射線被ばく量の削減や造影剤投与量の削減が可能となり，安全確実な治療の実現を支援することができる。このような応用にもナビゲーション技術は応用可能である（図（c））。

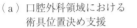

手術ナビゲーションシステムでは，術者が観察している視野内にナビゲーション情報を重畳して提示する必要がある。開腹手術中に一般的に行われることは augmented reality（拡張現実感，AR）の実現に使われる AR ゴーグルなどが使われることがあるが，3 次元情報の重畳する位置精度が個人の身体的特徴に依存するため，一定の限界が存在する。また，ステレオ視を使うことで奥行き感覚も含めてコンピュータにより生成された画像を実画像に重畳することが考えられるが，奥行き感覚は，個人の眼球間隔や眼軸の個人差により変化するので，重畳誤差の原因となることに注意する。

手術ナビゲーションシステムでは，治療手段が臓器内のいかなる位置に存在するかを継続的に記録することができ，治療過程を解剖学的構造に紐《ひも》づけて記録することが可能となる。いわゆる治療ログの記録にも活用できる。また，手術機器の位置決めを行う手術ロボットや放射線源の位置決めを行うロボットを，手術ナビゲーション情報に基づいて制御することも可能である。

7.4　手術ナビゲーション技術の展開

古典的な手術ナビゲーションでは，解剖構造に基づく手術ナビゲーションがその基本となる。一方，手術においては術野各部位の機能情報，例えば脳神経外科手術では運動野，言語野などの機能部位を術中に電気刺激をすることで同定する機能マッピングが行われるが，この電極刺激の位置と応答情報を手術ナビゲーション情報と統合すれば，温存すべき機能領域を確認しながら手術を進めることが可能となる[14)]。また，病変に選択的に集積する術中診断薬を用いて，例えば病変部位を蛍光染色することにより病変領域を明らかにし，ほかの解剖構造情報と総合した手術ナビゲーションを実現することも検討されている[15)]。今後は術中医用画像計測技術および術中機能計測技術との融合が進み，解剖情報のみならず，機能情報の3次元的な位置情報も提示することができる手術ナビゲーションが実現されるものと考えられる。

引用・参考文献

1)　https://www.shinshu-u.ac.jp/guidance/media/movie/2018/10/post-4.html（2020年9月5日確認）
2)　https://www.youtube.com/watch?v=xDxSte0eZRM（2020年4月15日確認）
3)　石田隆行，桂川茂彦，藤田広志 監修（編集幹事・編集委員）：医用画像ハンドブック，オーム社（2010）
4)　Pham DL, Xu C, and Prince JL：Current methods in medical image egmentation. Annual review of biomedical engineering, **2**, 1, pp.315-337 (2000)
5)　Tajbakhsh N, Jeyaseelan L, Li Q, et al.：Embracing imperfect datasets, A review of deep learning solutions for medical image segmentation, Medical Image Analysis, 101693 (2020)
6)　Litjens G, Kooi T, Bejnordi BE, et al.：A survey on deep learning in medical image

analysis, Medical image analysis, **42**, pp.60–88 (2017)

7) Arun K, Huang T, and Blostein S：Least-squares fitting of two 3-D point sets, IEEE TRANS PATTERN ANAL MACH INTELLIG, **9**, 5, pp.698–700 (1987)

8) Besl PJ and McKay HD：A method for registration of 3-D shapes, IEEE Transactions on pattern analysis and machine intelligence, **14**, 2, pp.239–256 (1992)

9) Wang J, Kobayashi E, and Sakuma I：Coarse-to-fine dot array marker detection with accurate edge localization for stereo visual tracking, Biomedical Signal Processing and Control, **15**, pp.49–59 (2015)

10) Bouget D, Allan M, Stoyanov D, et al.：Vision-based and marker-less surgical tool detection and tracking, a review of the literature, Medical image analysis, **35**, pp.633–654 (2017)

11) Zhang X, Wang J, Wang T, et al.：A markerless automatic deformable registration framework for augmented reality navigation of laparoscopy partial nephrectomy, International journal of computer assisted radiology and surgery, **14**, 8, pp.1285–1294 (2019)

12) Rueckert D, Sonoda LI, Hayes C, et al.：Nonrigid registration using free-form deformations, application to breast MR images, IEEE transactions on medical imaging, **18**, 8, pp.712–721 (1999)

13) Peterlík I, Courtecuisse H, Rohling R, et al.：Fast elastic registration of soft tissues under large deformations, Medical image analysis, **45**, pp.24–40 (2018)

14) Aonuma S, Gomez-Tames J, Laakso I, et al.：A high-resolution computational localization method for transcranial magnetic stimulation mapping, NeuroImage, **172**, pp.85–93 (2018)

15) Liao H, Noguchi M, Maruyama T, et al.：An Integrated Diagnosis and Therapeutic System using Intra-operative 5-Aminolevulinic-Acid-Induced Fluorescence Guided Robotic Laser Ablation for Precision Neurosurgery, Medical Image Analysis, **16**, 3, pp.754–766 (2012)

8　内視鏡手術（消化器）

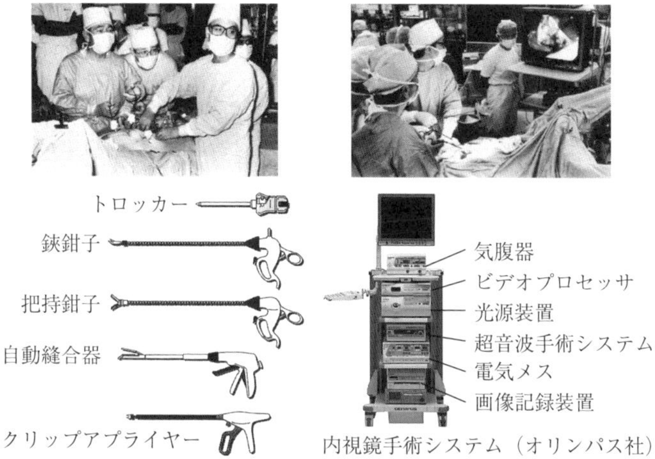

わが国の腹腔鏡下胆嚢摘出術初年度の手術風景（上）（東京大学外科，1990 年）と内視鏡外科手術用の機器類（下）〔篠原一彦：内視鏡外科治療，ME の基礎知識と安全管理（改定第 7 版），日本生体医工学会監修，南江堂，p322，(2020) より引用改変〕

体壁に開けた数ヶ所の小孔から，内視鏡と細径手術器具を挿入して手術を行う**内視鏡外科手術**は，最小限の手術創と低侵襲性という恩恵もあって，1990 年代に急速な普及を遂げた。一方で，狭小な作業空間下の遠隔操作を遠近感のない 2 次元画像下に施行する内視鏡外科手術は，外科医に高度な技術を要求することとなり，従来の開胸・開腹手術では経験しなかった新たな合併症も発生した。このため，内視鏡外科手術開始直後から種々の訓練機器を活用した体系的教育システムが導入された。内視鏡外科手術用の手術機器をはじめ，ロボティクス，内視鏡，画像，シミュレータなど幅広い手術支援工学の恩恵も受けて，内視鏡外科手術は合併症も減少し，着実な発展を遂げた。本章では，医工連携に携わってきた外科医の立場から消化器領域の内視鏡外科手術について概説する。

8.1　内視鏡外科手術の歴史と概要

欧米では肥満外科手術も内視鏡外科手術の格好の適応とされ，胃バイパス術，スリーブ状胃切除，胆膵路転換術（bilio-pancreatic diversion）などさまざまな術式が実施されてきた。現在，欧米諸国では年間50万例以上実施される肥満外科手術であるが，わが国では適応となる重症肥満患者自体が少ないこともあり年間200例前後であった。近年，わが国でもBMI 35以上で糖尿病，高血圧症，脂質異常，睡眠時無呼吸症候群などの合併症を有する症例に対するスリーブ状胃切除術が保険収載され，2017年には314例の腹腔鏡下スリーブ状胃切除術が登録されている[1)]。

肝腫瘍に対する内視鏡外科手術は1991年にReichが初めて報告し，わが国でも1992年に7例の肝局所切除が登録され，2000年代前半には年間150～200例前後となった。2010年には腹腔鏡下肝外側区域切除・肝部分切除が保険収載され，2017年には1 443例の登録数にまで増加した[1)]。腹腔鏡下肝切除では，腹腔鏡用に細径化した超音波凝固切開装置・超音波吸引手術器などのエネルギーデバイスを超音波プローベとともに活用するとともに，Vincent™などの商業化された画像支援システムも手術の安全性と精度向上に寄与している。

産婦人科や泌尿器科領域では，腹腔鏡や膀胱鏡を用いた鏡視下手術の長い経験を有していたが，消化器外科領域で内視鏡外科手術が実施されるようになったのは1980年代である。1980年にドイツの婦人科医Semmが腹腔鏡下虫垂切除を報告，1985年にはドイツErlangen大学のMüheが婦人科用腹腔鏡を用いた胆囊摘出術を報告した。電子内視鏡を用いる今日の内視鏡外科手術のスタイルは，フランスのMouret（1987年），米国のMcKernanとReddick（1988年）らによる腹腔鏡下胆囊摘出術において確立された[2)]。

内視鏡外科手術は，わが国でも1990年に腹腔鏡下胆囊摘出術が開始されて以来急速に普及した。日本内視鏡外科学会のアンケート[1)]によれば，1990年には腹腔鏡下胆嚢摘出術は年間 299 例に過ぎず，90％以上の胆嚢摘出術が従来の開腹手術で行われていた。しかし，1995 年には年間 17 034 例，80％以上の胆嚢摘出術が腹腔鏡下で行われるようになった。胆石症に対する腹腔鏡下胆嚢摘出術は，自然気胸への胸腔鏡下肺部分切除とともに内視鏡外科手術が第一選択となって久しく，逆に「開腹手術や開腹移行を選択すべき病態についての判断」が重要視されるようになった。両疾患への内視鏡外科手術普及の要因にはいずれも症例数の多い良性疾患であり，従来は 10 cm 以上の開腹，開胸を要したことも挙げられる。

消化器領域の内視鏡外科手術は，胆嚢摘出術に続いて虫垂切除術・鼠径ヘルニア根治術・脾臓摘出術などとともに吻合を伴う消化管切除術に拡大された。

消化管の腹腔鏡下切除再建術は，胃や大腸の良性疾患や早期悪性腫瘍に対象を限定し開始されたが，近年では一定のガイドライン下に進行がんにも適応を拡大した。また，食道がんの内視鏡外科手術もわが国では 1993 年に初めて 4 例登録されたが，2017 年には 2 315 例の食道がんの内視鏡外科手術が登録されている[1)]。

内視鏡外科手術の進歩とともに，管腔内から粘膜を切除する内視鏡的粘膜下層剥離術（endoscopic submucosal dissection，ESD）の進歩も，消化管早期悪性腫瘍切除の低侵襲化に貢献した。近年では，腹腔鏡と内視鏡を併用した胃の局所切除術として腹腔鏡内視鏡合同手術（laparoscopic and endoscopic cooperative surgery，LECS）も登場した（**図 8.1**）[3)]。

既存の開腹手術でも高度な技術と時間を要する膵頭十二指腸切除の腹腔鏡手術数は，今日でも年間 50 例前後の登録数であるが，腹腔鏡下膵体尾部切除術は 587 例（2017 年）の登録数まで増加している[1)]。

近年，肝・膵領域の内視鏡外科手術については一部の施設で多発した合併症が社会問題となり，日本内視鏡外科学会など関連学会による技術認定制度の厳格化などで対応した。しかし，肝・膵領域において既存の開腹手術と腫瘍学的にも同等の安全性，精度，速度での腹腔鏡手術が可能かという点については，第一線病院まで広く普及可能な段階とは言えないのが現状である。

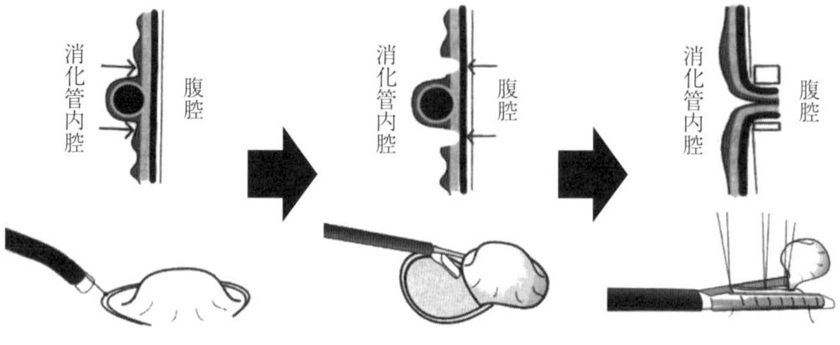

消化管内腔からESDの手技を用いて腫瘍周辺の粘膜を切開するとともに，腹腔内から漿膜筋層の切開を進め病変を含む消化管壁の全層を切除し，腹腔側から自動縫合器で消化管を縫合閉鎖する。

図8.1　腹腔鏡内視鏡合同手術（LECS）（文献3）より引用改変）

8.2　内視鏡外科手術支援工学の発展と課題

1990年代の内視鏡外科手術の急速な普及は，内視鏡外科手術の困難を解決する種々の機器開発も促進した。縫合，止血操作については，内視鏡外科用のクリップ，自動縫合器や超音波凝固切開装置など種々のエネルギーデバイスの開発と改良がなされた。そしてポート数削減や使用器材細小化を目指すreduced port surgery，single port surgery，needle scopic surgery，さらに膣，胃，肛門などの自然孔から腹腔内を手術するNOTES（natural orifice transluminal endoscopic surgery）なども，それぞれの術式を支援する手術機器開発に依存している。

今日の**手術用ロボット**は，Intuitive Surgical社のdaVinci™が世界市場を席巻しているが，1990年代に内外の研究機関や企業でさまざまな用途の手術用マニピュレータの研究開発が開始されたことも看過されてはならない。腹腔鏡駆動マニピュレータにはAESOP™（Computer Motion社）とともに，東京大学の土肥らが開発したNaviot™がある。これはわが国で初めて製品化された内視鏡外科用マニピュレータである。Naviot™は設計段階から現場の手術工程やカメラワークの解析が仕様決定に活用されるとともに，多施設の外科医による操作インタフェースの検討など，コンピュータ外科時代の医工連携のあり方としても評価できるものであった[4),5)]。日本学術振興会未来開拓学術研究推進事業「外科領域を中心とするロボティクスシステムの開発」（1999年開始）でも全国の産学官，医工連携により，腹腔鏡マニピュレータ，多機能鉗子マニピュレータ，骨折整復支援ロボットなどの成果が報告された。わが国では，プロトタイプで成功しても製品化に至らなかった事例も数多く存在するが，レギュラトリサイエンスなどの重要性を医用工学の研究開発者や学会に認識させるきっかけともなった。また，今日ではdaVinci™のコンセプトを超える新しい手術用ロボティクスの研究開発も内視鏡外科支援工学の中で注目を浴びている（10章「ロボット手術」も参照されたい）[6)]。

内視鏡外科手術の短所の一つが2次元内視鏡画像における遠近感欠如である。そのため1990年代から多くの立体内視鏡が開発された[7)]。当初は極端な固定輻輳角や不自然な遠近感などに起因する眼精疲労などが問題となったが，種々の工夫により課題を克服した**立体内視鏡**が製品化された（**図8.2**）。これらの立体内視鏡技術はdaVinc™にも活かされている。加えて内視鏡画像の高精細化への取組みも1K，2K，8Kと進歩し，高画質下の精密手術を可能としている[8)]。

CT画像を立体再構成し，脈管，病巣，切除範囲などを総合的に立体表示するとともに，臓器の切除量なども計算するコンピュータ支援画像技術の研究も1980年代後半に出現し，1990年代に急速に進歩した。1990年代には手術臓器と周辺の脈管などを立体表示する手術ナビゲーションシステムは研究段階であったが，今日では幅広く一般臨床病院に普及した。これらは，内視鏡外科手術のみならず既存の開胸開腹手術でも安全で正確な手術遂行に貢献している。

近年，tablet端末やhead mounted display（HMD）を用い，術前のCT/MRI画像から構築したバーチャルリアリティ画像と術野実画像を統合提示する**拡張現実**（augmented reality）ナビゲーションシステムも実用化されている[9)]。

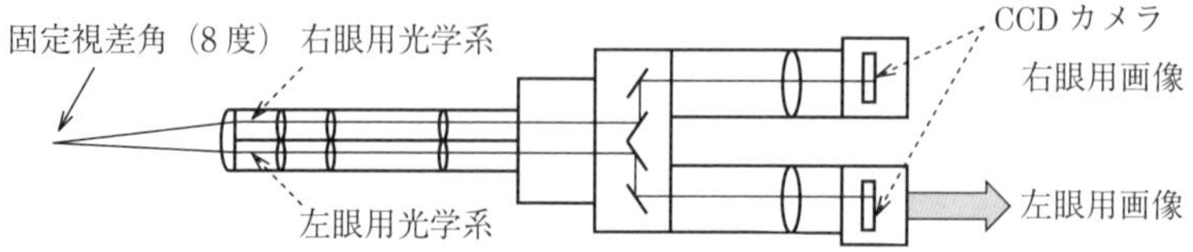

（a）輻輳による立体視を利用した立体内視鏡

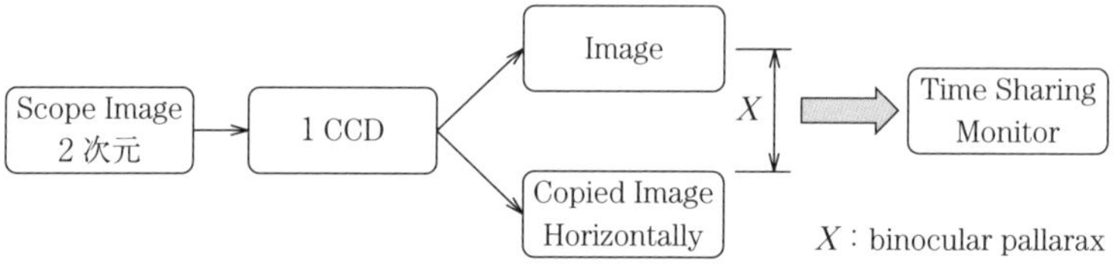

（b）両眼視差による立体視を利用した立体内視鏡

立体内視鏡では，「輻輳」，「両眼視差」などいくつかの立体視の手法を用いた画像処理方式が試行された。両眼視差を利用したモデルは水平方向にずれた画像を作成し交互に提示するもので，両眼視差量を電子的に調整することで立体感の強弱調整が可能であった。

図 8.2　立体内視鏡の各種原理[7)]

8.3　内視鏡外科手術による外科臨床の変化と課題

内視鏡外科手術のために改良，開発された器械吻合器や種々のエネルギーデバイスは，内視鏡外科手術の適応拡大に貢献するとともに，従来の開腹開胸手術にも活用され，手術時間短縮，縫合や止血手技の安全と標準化にも貢献している。また，内視鏡外科で導入された手術手技の簡略化も既存の開腹手術に利用されている。

例えば従来の手術では，消化管切離断端は漿膜筋層縫合によって埋没補強することが常識であり，膵切離時の断端処理も魚口状に縫合閉鎖することが長らく行われてきた。しかし腹腔鏡外科手術では，消化管や膵臓の断端処理は自動縫合器を用いた外翻縫合で単純閉鎖することが日常的となった。虫垂切除術でも巾着縫合による虫垂断端の埋没が長らく行われていたが，腹腔鏡手術では単純結紮もしくはクリップによる断端閉鎖のみで放置されることが日常的である。これらは従来の手技を否定するまでには至っていないが，より簡略化された手技の合理性を示すものでもある。しかし膵液瘻や縫合不全が，自動縫合器，器械吻合器の時代となっても一定頻度で発生することも事実であり，病態生理や創傷治癒などの観点からさらなる検証と改良も必要である。

開腹手術時代の総胆管結石手術は，総胆管切開による結石除去とT-tube留置が行われたが，T-tubeは瘻孔形成後に抜去しないと胆汁漏の危険があるので3週間前後の留置期間が必要であった。しかし，腹腔鏡下胆囊摘出術とともに登場したC-tubeは胆囊管から細径カテーテルを挿入し弾力性の専用ゴム輪で固定することで術後の胆道ドレナージと造影を可能とした。C-tube抜去時は，弾力性のゴム輪が胆囊管を閉鎖するので，瘻孔形成を待つことなく術後数日での安全な抜去が可能となった。さらに総胆管結石を伴う胆石症に対しては経口内視鏡による経乳頭的結石除去と腹腔鏡下胆摘術の組合せが一般化した。

このような胆道系疾患の治療戦略の変化と低侵襲化に貢献したのは，腹腔鏡外科手術の進歩とともに，magnetic resonance cholangio pancreatography（MRCP）の画像精細化，内視鏡による経乳頭的結石除去，endoscopic naso biliary drainage（ENBD）など，画像，内視鏡，interventional radiology（IVR）技術の進歩でもある。ほかの疾患領域でもIVR，マイクロ波，ガンマナイフ，集束超音波治療など既存の外科的手技から脱却する新しい手法の開発が進み，内視鏡外科手術とともに集学的低侵襲治療の臨床応用が進んでいる。

また，近年の外科領域では早期経口摂取と入院期間短縮が急速に進行している。これには内視鏡外科の低侵襲性だけでなく医療経済など複合的な要因もあるが，その妥当性のさらなる検証も臨床外科における研究課題である。

8.4 内視鏡外科手術の教育と人間工学的課題

作業空間制限下の遠隔操作という内視鏡外科手術の特殊性に対し，日本内視鏡外科学会は1992年の発足当初から，術者に要求される知識，技量，経験数などを具体的に示したガイドラインなどを制定した。以前から外科系学会には専門医認定制度が存在したが，特定の手術について学会が具体的なガイドラインを設定したのは内視鏡外科手術が初めてである。トレーニングボックスや動物（ブタ）を用いた手術教育が1990年代前半から実施され，内視鏡外科手術に特化したトレーニングセンターも開設された。医育機関ごとの多彩な流儀が徒弟制度的に伝承されてきた手術教育の枠組みを超え，術式と教育の標準化が内視鏡外科手術出現時から実施されたことは，外科の教育史においても画期的なことであった[10),11)]。

内視鏡外科手術の教育資源には，トレーニングボックス，動物，cadeverなどが使用されるとともに，バーチャルリアリティを用いたシミュレータも1990年代半ばから市販化された。そして内視鏡外科の教育訓練システム自体が医用工学の新たな研究開発領域となった。近年では，mixed realityとhead mounted displayを組み合わせたシミュレーションシステムが，3次元プリンティングによる実体モデルとともに内視鏡外科手術の教育に活用されている[12)]。

モニタを注視しながら細径手術器具を操作する内視鏡外科手術では，外科医自身の頸肩腕症候群や眼精疲労が当初から人間工学的課題である。特に初期の立体内視鏡における外科医の「3次元酔い」は，立体内視鏡実用化の最大の障害であった[7)]。また近年の内視鏡外科手術で採用されているhead mounted displayやmixed reality使用時の視覚や認知上の負荷は，内視鏡外科学や医用工学のみならず人間工学や認知科学における新たな研究課題でもある。ユーザとしての外科医に優しい直観的な理解と操作が可能なヒューマンマシンシステムの構築が，内視鏡外科に関わる医学・工学双方の研究者にとって不可欠である。

8.5 お わ り に

本章では，消化器領域の内視鏡外科手術と支援工学の歴史と進歩について解説した。医療機器に高度に依存する内視鏡外科手術には今後も支援工学の進歩が重要である。その際，既存の手術手技の再現や自動化のみに固執することなく，内視鏡，放射線，IVR，化学療法など種々の治療法との融合や，診断治療のパラダイムシフトも踏まえた集学的な研究開発戦略が重要である。また，新しい治療手法には創傷治癒や腫瘍生物学など基礎的な裏付けとともに，ユーザビリティへの配慮など人間工学的検証も重要である。さらに内視鏡外科手術の出現が，手術教育やシミュレーションが医用工学の新領域創出の契機となったことも注目しなければならない。

引用・参考文献

1) 日本内視鏡外科学会：内視鏡外科手術に関するアンケート調査−第14回集計結果報告−，日鏡外会誌，**23**，6，pp.728−802（2018）
2) 森俊幸，阿部展次，杉山正則ほか：ラパコレ入門，歴史と現況，消化器外科，**26**，pp.1583−1588（2003）
3) 愛甲丞，野村幸世，瀬戸泰之：LECS（Laparoscopic and Endoscopic Cooperative Surgery），日外会誌，**117**，5，pp.358−363（2016）
4) 土肥健純：21世紀の外科学とロボット技術，日鏡外会誌，**8**，1，pp.7−11（2003）
5) 篠原一彦：低侵襲外科手術システムの総合的開発研究，生産工学及びマンマシンインターフェイスの観点からの考察，埼玉医科大学雑誌，**28**，4，pp.97−107（2001）
6) 安藤岳洋：腹腔鏡手術支援ロボットの製品化動向，JJSCAS，**22**，2，pp.55−58（2019）
7) 篠原一彦，橋本大定，福与恒雄：立体視による内視鏡外科手術，消化器内視鏡，**14**，3，pp.355−360（2008）
8) 山下紘正：8K超高解像度映像技術の医療応用．映像情報メディカル，**51**，4，pp.28−32（2019）
9) 杉本真樹，志賀淑之，安部光洋，亀山周二，東　健：自己投射性と双方向性を実現したVirtual realityと仮想ホログラフィー拡張現実による没入型手術ナビゲーション，日外会誌，**117**，5，pp.387−394（2016）
10) 篠原一彦：医療のための安全学入門，丸善（2005）
11) 植村宗則：手術トレーニングにおけるわが国と欧米の変遷，JJSCAS，**18**，3，pp.148−151（2016）
12) 杉本真樹，志賀淑之，磯部陽：手術支援ロボットdaVinci認定資格後継続的トレーニング，Virtual realityと3Dプリンティングによる臓器体腔実体モデルシミュレーション，JJSCAS，**17**，2，pp.73−81（2015）

9　内視鏡手術（泌尿器）

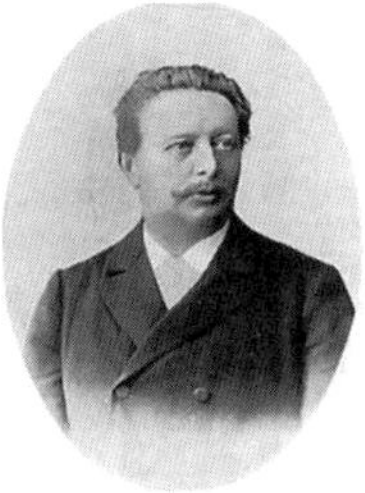

Maximilian Nitze
（1848～1907 年）

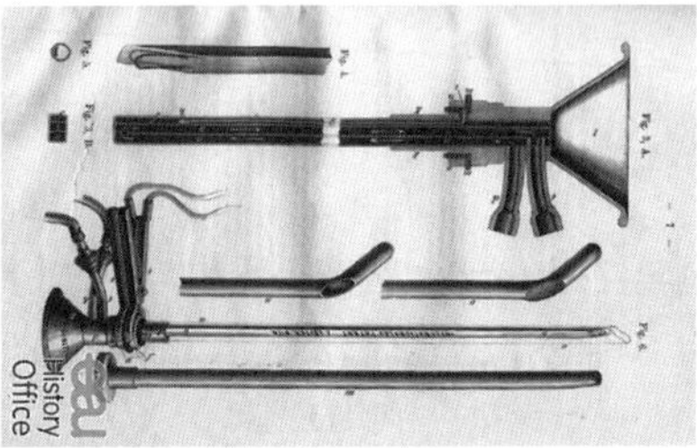

Nitze の膀胱鏡

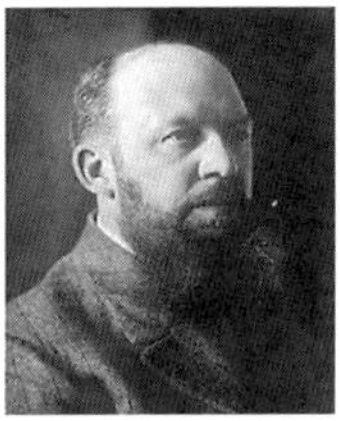

Georg Kelling
（1866～1945 年）

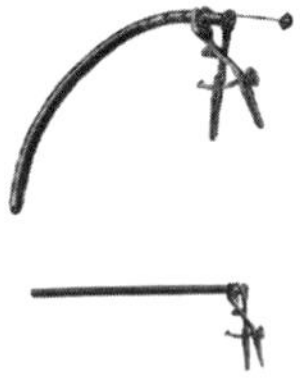

Kelling が開発
した食道鏡

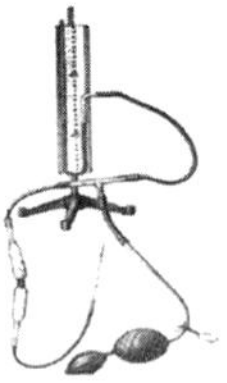

Kelling が開発
した気腹装置

泌尿器科領域における内視鏡下手術は古くから続く伝統的な術式である。現在使用されている硬性膀胱鏡の原型は 1877 年に，ドイツの Nitze によって発表され使用されてきた[1)]。1926 年に Stern らにより経尿道的切除術（transurethral resection, TUR）が始まったことから，内視鏡手術としては最も歴史のある術式と言える。2006 年に TURis（TUR in saline, 電解質溶液下経尿道的切除術）が薬事承認を受けるまで従来の TUR が実施され，約 80 年間にわたり標準治療であった。1901 年ドイツの Georg が動物を使用して内視鏡で腹腔内を観察し，腹腔鏡と名づけたのが始まりである。Georg は，腹腔鏡により治療期間の短縮と医療費の軽減などその利点を早期に見いだしていた。わが国では 1990 年に，山川によりが初めて腹腔鏡下胆嚢摘出術が実施され，わが国で腹腔鏡手術が普及した。このように内視鏡・腹腔鏡手術は，非常に歴史が長い[2)]。

泌尿器科領域ではTURisの登場以降，内視鏡の細径化と硬性・軟性尿管鏡の開発，電気メスの改良，レーザ治療の開発など内視鏡技術の発展は目覚ましい。本章では，泌尿器科領域における内視鏡手術と腹腔鏡手術について最近の知見を踏まえて紹介する。

9.1　経尿道的尿管砕石術 f-TUL

上部-下部**尿管結石**に対して経尿道的尿管砕石術（transurethral ureterolithotripsy, TUL）は，軟性尿管鏡による flexible TUL（**f-TUL**）と硬性尿管鏡による rigid-TUL（**r-TUL**）があり，**ホルミウムレーザ**を用いて結石を砕石する治療法が標準的となっている。しかし，腎盂内で形成され自然排泄が困難な 20 mm 以上の比較的大きな腎結石においては，経皮的腎砕石術（percutaneous nephrolithotripsy, PNL）が適応となる。本節では，f-TUL の適応と結石治療の外科的治療について紹介する。

（1）　治 療 対 象

腎結石から全尿管に局在する結石のうち，20 mm までの結石に対して f-TUL が選択される。

（2）　使用機器と手術手順（図 9.1，図 9.2，表 9.1，図 9.3，図 9.4）

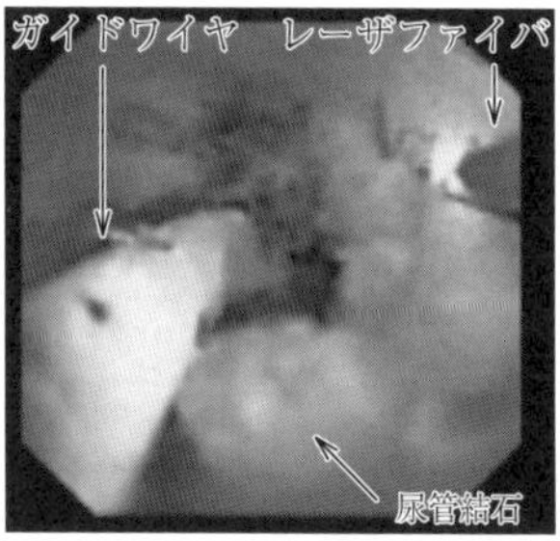

図 9.1　内視鏡画像

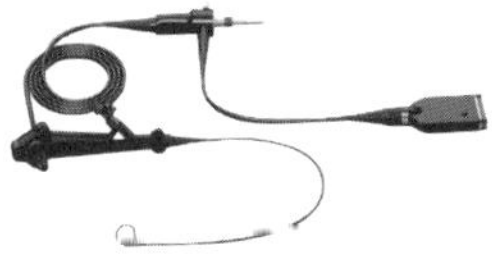

（a）軟性尿管鏡

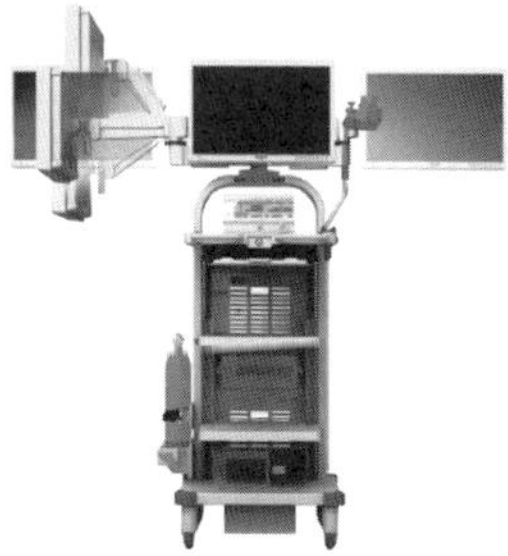

（b）内視鏡システム

図 9.2　f-TUL の使用機器例

表 9.1　手術に使用する代表的な機器

使用機器	製品名	規格
軟性尿管鏡	URF TYPE P5, P6 R. Wolf フレキシブル ウレテロレノスコープ など	—
ガイドワイヤ	センサガイドワイヤ ラジフォーカスガイドワイヤ	サイズ 350 μm，長さ 150 cm （ストレート型，アングル型）
アクセスシース	Flexor	外径 12～14 Fr*，長さ 13～55 cm
バスケット	オフチップフレックスバスケットなど	最大外径 11 mm，シャフト外径 1.3 Fr, 長さ 90～120 cm
ホルミウムレーザ	VersaPulse PowerSuite	波長：ホルミウム 2.1 μm (2 100 nm), 最大平均出力 80～100 W
レーザファイバ	SlimLine	サイズ 200～550 μm，長さ 3 m
尿管ステント	ストレッチ VL センサガイドワイヤセット	外径 6 Fr，長さ 22～30 cm

（注）　*：Fr（フレンチスケール，1 フレンチ＝1/3 mm）

① 脊椎麻酔下もしくは全身麻酔下において砕石位で手術を開始する。

② 硬性膀胱鏡を外尿道口より挿入，尿管口よりガイドワイヤを尿管に挿入し留置する。**内視鏡**を抜去し，硬性尿管鏡でいったん尿管と結石を観察し f-TUL が実施可能か確認する。

③ f-TUL 可能と判断した場合，硬性尿管鏡を抜去した後にガイドワイヤを介してアクセスシースを結石直下まで挿入し，軟性尿管鏡を挿入する。

④ 結石直下まで軟性尿管鏡を挿入し，結石を視認できたらレーザファイバを軟性尿管鏡のチャネルより挿入し，内視鏡先端からファイバを出してホルミウムレーザエネルギー出力 0.2 ～ 3.5 J，パルスレート 5 ～ 40 Hz で設定し砕石する。結石の硬度と尿管の呼吸性変動などの状況に応じて出力とパルスレートを調整し砕石する。

⑤ 砕石した結石はバスケット**カテーテル**で抽石が必要な残石がなくなるまで回収する。砂状結石は自然排石する可能性が高い。

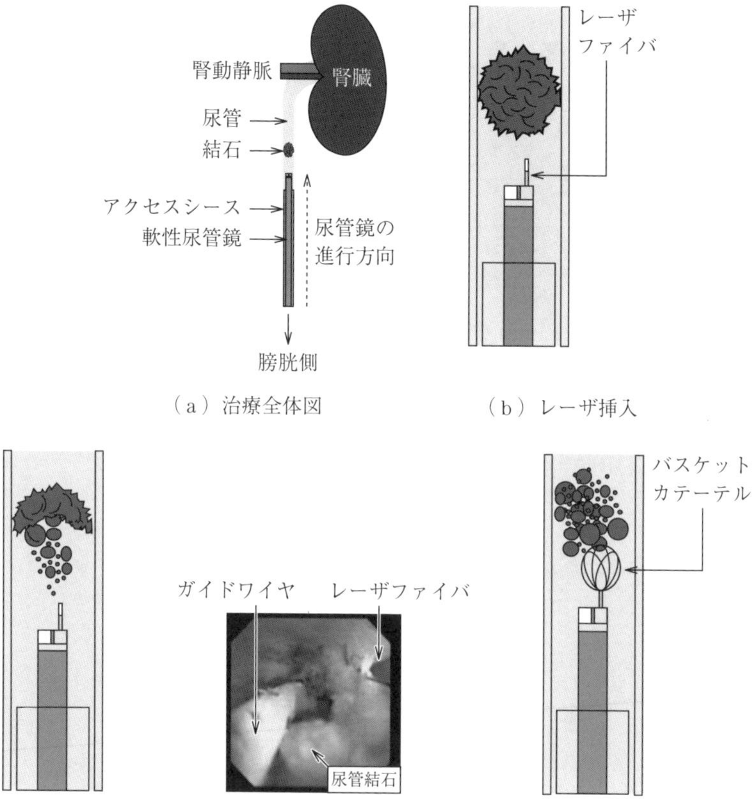

（a）治療全体図　（b）レーザ挿入

（c）結石粉砕　（d）内視鏡画像　（e）バスケットカテーテルで抽石

図9.3　手術手順

⑥　砕石と抽石が終了し，内視鏡とアクセスシースを抜去しながら尿管内の損傷がないか確認して抜去する。術後尿管浮腫に伴う一時的な尿管狭窄を予防するために，ガイドワイヤを介して尿管ステントを腎盂尿管内に留置して終了する。

⑦　尿管ステントは，尿管浮腫が改善する1ヶ月をめどに外来診療における膀胱鏡で把持《はじ》鉗子を用いて抜去する。

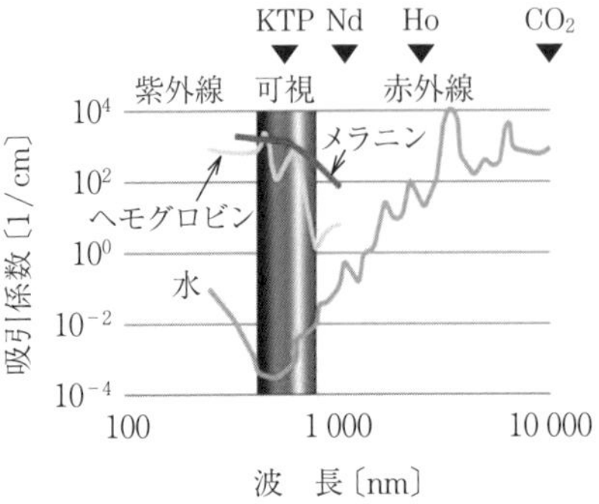

ホルミウムヤグレーザは，2 100 nm の遠赤外線であるため，水分には高い吸収を示すが，色素には影響されない。

（a）組織におけるレーザ光の吸収

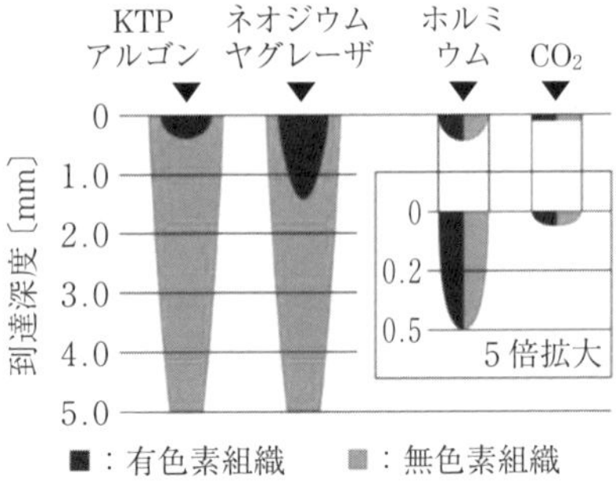

ホルミウムヤグレーザは，CO_2レーザと同様に水分のみに吸収される。色素や血管分布にかかわらず，すべての組織において 1 パルス当り 0.5 mm 以下の到達深度である。

（b）到達深度

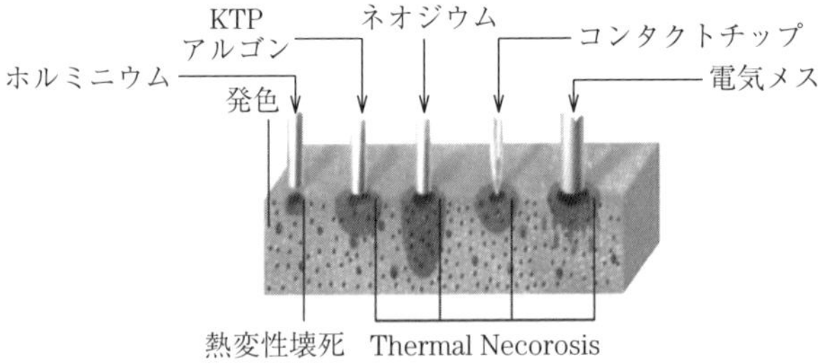

ホルミウムヤグレーザは，組織への熱侵襲を最小限に抑えられるため，尿管粘膜からの出血などの止血にも応用される。しかし，レーザの放出によっては尿管損傷などの合併症のリスクがある。

（c）各種レーザ（電気メスによる熱侵襲の比較）

図 9.4　レーザの特徴（日本ルミナス社 提供）

（3）　予想される手術関連の合併症（図 9.5）

① 尿管出血と術後の血尿

② 感染症（腎盂腎炎，膿瘍形成）と敗血症 → 術中抗菌薬を投与し予防に努める。

③ 他臓器損傷（腎，尿管，膀胱，尿道など）→ 尿管損傷の場合，尿管外に灌流液が貯留し（尿瘤）感染のリスクも高まるため，尿管ステントを留置したまま手術を終了する場合がある。

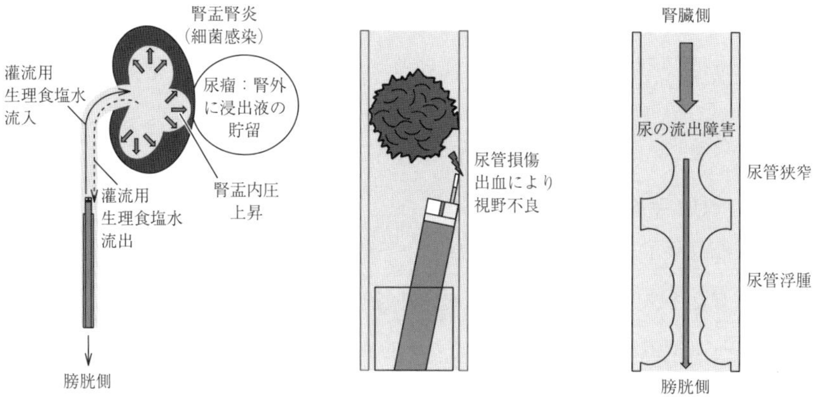

TUK 中の灌流による腎盂内圧の上昇が原因で，腎盂腎炎や尿瘤を合併する。

（a）合併症のメカニズム

レーザによる尿管損傷や出血による視野不良で手術中断の可能性もある。尿管損傷の場合は，尿管ステントを留置して損傷部位の自然修復を待つ。

（b）尿管損傷

内視鏡操作に伴う尿管狭窄や，一時的な尿管浮腫で尿路の流出障害が術後生じるため，手術終了時に尿管ステントを留置する。

（c）尿管浮腫

図 9.5　手術に伴う合併症

④　麻酔関連の合併症

⑤　術後麻痺性イレウス

⑥　術後肝障害，腎障害

⑦　本術式は，結石の大きさや硬さにより複数回の TUL が必要となる場合がある。

9.2　経尿道的切除術：TUR とレーザ治療

経尿道的切除術（TUR）は，膀胱がんを切除する経尿道的膀胱腫瘍切除術（transurethral resection of bladder tumor，TURBT）と，肥大した前立腺を切除する経尿道的前立腺切除術（transurethral resection of prostate，TURP）があり，レゼクトスコープ（切除鏡）を尿道内に挿入し，先端に付属しているループ型電極を用いて腫瘍を切除する。また，前立腺肥大症に対しては，近年，**レーザ**による前立腺蒸散術も適応となっている。本節では，TUR と前立腺のレーザ手術について紹介する。

9.2.1　TUR 手術の概要（図 9.6）

①　脊椎麻酔下もしくは全身麻酔下での砕石位で手術を行う。

②　レゼクトスコープ（**図 9.7**）を外尿道口より膀胱内へ挿入する。

③　ループ型電極は，フットスイッチを踏むことで通電される。通電させたループ型電極（**図 9.8**）で，TURBT では膀胱内の腫瘍を，TURP では肥大した前立腺の切除を行う。ループ型電極は前後方向しか動かせないため，腫瘍が切除できるまでストロークを繰り返す。

④　視野を良好に保つために，レゼクトスコープから灌流水を流しながら手術を行う。

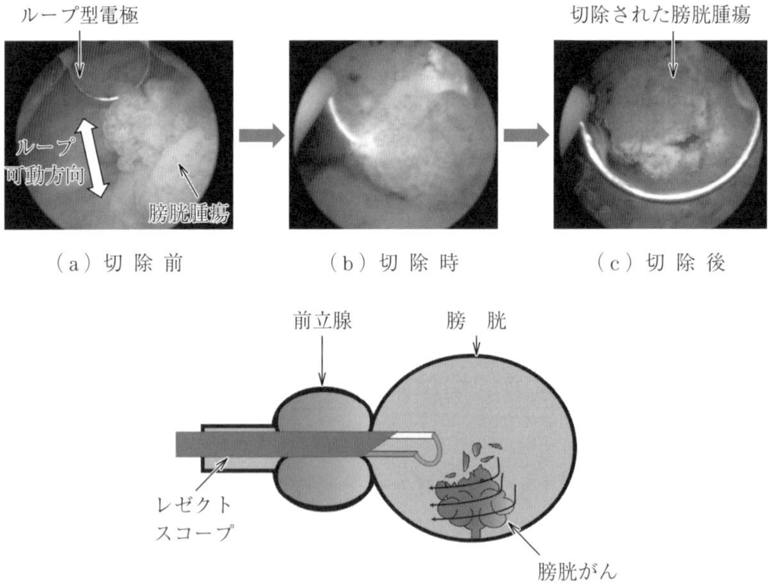

（a）切 除 前　（b）切 除 時　（c）切 除 後

（d）手術イメージ図

図 9.6　TUR 手術の概要

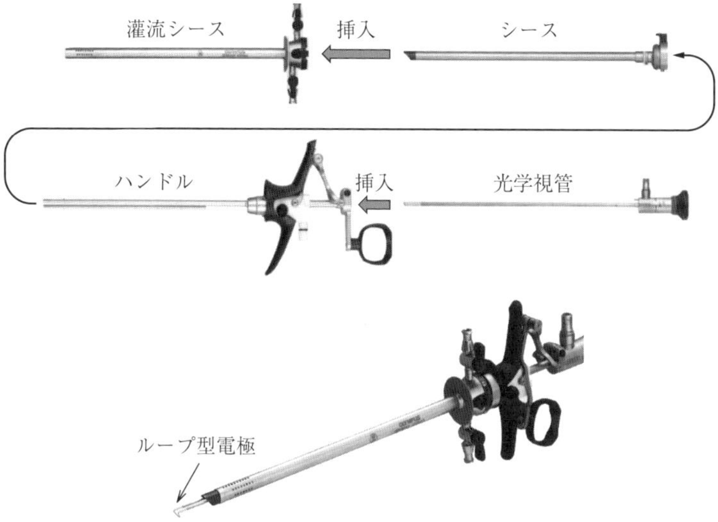

図 9.7　レゼクトスコープ：外径は約 8.7 mm。3 重構造となっており，持続灌流が可能である（オリンパス社 提供）

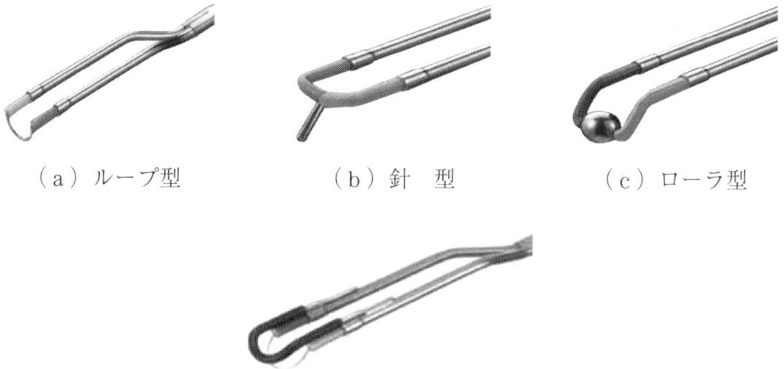

図 9.8　レゼクト電極：用途に応じて，使い分けを行う（オリンパス社 提供）

⑤　切除終了後，切除部位を凝固止血し，切除切片を回収して手術終了となる。

9.2.2　TUR の 原 理[3)]

2000 年代初頭までは，モノポーラタイプの TUR が主流であった。人体より抵抗値の高い非電解質溶液で膀胱内を灌流する必要があり，TURで出力された電流は，より抵抗値の低い人体から対極板を介して回収される。しかし，長時間の手術では，非電解質溶液が体内に吸収されることで，低ナトリウム血症，不穏，低血圧，ショックなどの症状を呈するTUR症候群や，切除時のループへの放電の際に，膀胱の近傍を走行する閉鎖神経に刺激が加わることで，閉鎖神経反射が生じる問題があった。閉鎖神経は下肢を内転させるため，閉鎖神経反射は，患者の下肢が急激に動き，その際に膀胱を深く削ってしまうことで膀胱穿孔を起こし，また，同時に血管を損傷した場合，大出血を引き起こす可能性がある合併症である。これらの合併症を回避する目的で，導電性で体内に吸収されても安全な生理食塩水を用いて行うTURが開発され，TURisと呼ばれている。TURisでは，出力された電流は，人体より抵抗値の低い生理食塩水を通って，レゼクトスコープを経由して本体へ回収される（**図9.9**）。

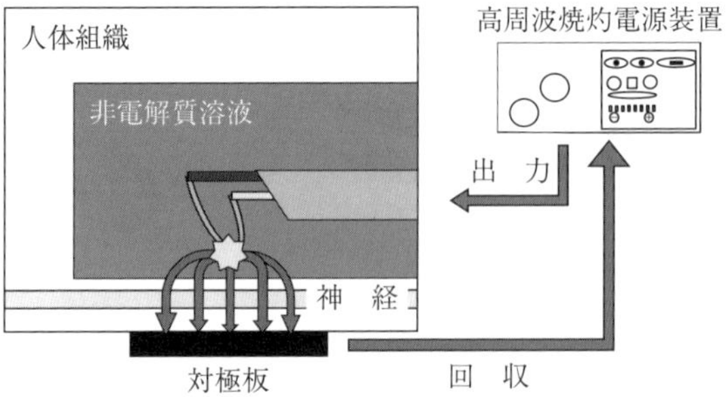

（a）モノポーラTUR

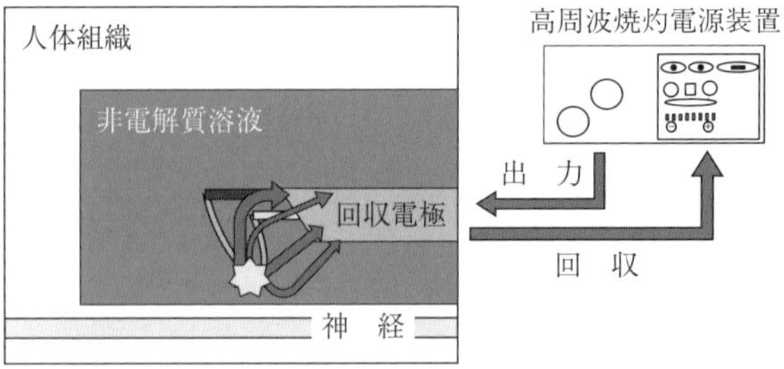

（b）TURis

図9.9　モノポーラTURとTURisの違い

モノポーラタイプのTURでは，電流は人体から対極板に流れるため，ループ電極が接触した部分にしか放電が生じず，非接触部分の切除力が低いことや，切除中の接触状態の影響を受けるため安定した切除が難しい面があった。一方，TURisではループ電極全体に電流が流れ，ループ電極に接する電解質溶液を沸騰させることで，ループの周囲に気泡を生じさせる（**図9.10**）。ループ電極内の電流は，抵抗値の高い気泡内で放電を保った状態となり，この状態で組織に接することで切除が可能となる。これにより，TURisでは，ループ電極全体を使用した安定した切れ味を可能とし，また切除した腫瘍切片が電極に付着することも防止できる。

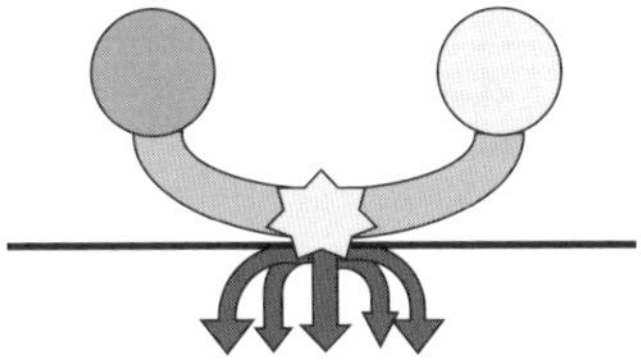

接地点のみ放電

（a）非電解質溶液モノポーラTUR

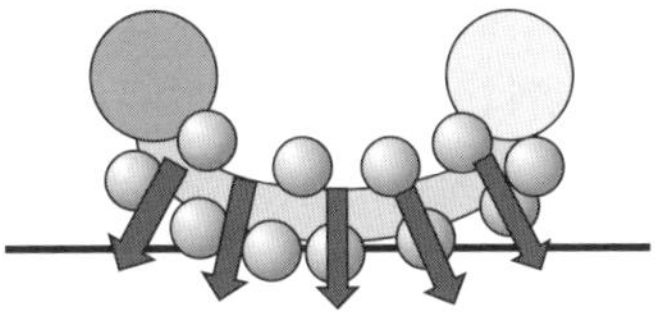

気泡内で放電

（b）電解質溶液TURis

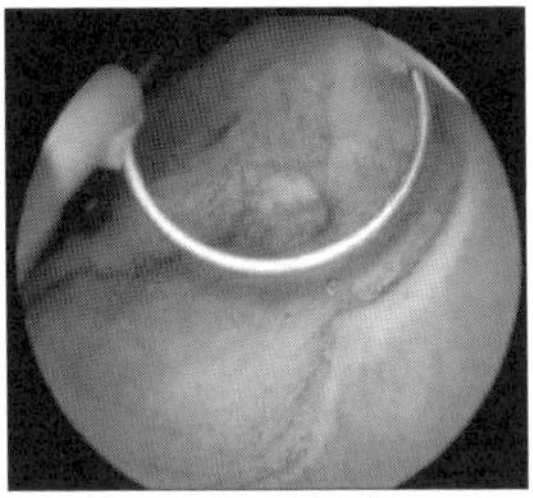

放 電 前

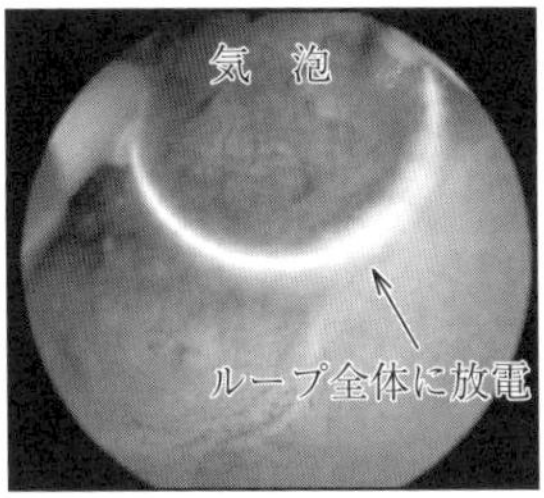

放 電 時

（c）TURis

図9.10 モノポーラTURとTURisの放電の違い

9.2.3 レーザを用いた経尿道前立腺手術[4)]

9.2.2項で述べたTURPは，ループ型電極を用いて前立腺を「切除する」手術であったのに対し，近年，レーザを用いて前立腺を「蒸散する」手術が行われている。そのうちの一つに，光選択式前立腺レーザ蒸散術（photo-selective vaporization of the prostate，PVP）がある。

PVPでは，緑色を呈する波長532 nmのレーザを前立腺に照射する。この532 nmのレーザは，生理食塩水には吸収されないが，ヘモグロビンに吸収される特徴をもつ（**図9.11**）。レーザが前立腺に照射されると，前立腺組織内のヘモグロビンに吸収され，瞬時に前立腺組織を蒸散させる。また，蒸散された組織の表面に形成される凝固層の厚さは1～2 mm程度であり，深い組織への変性を抑えつつ，出血を最小限にすることが可能である。従来のTURPと比べ，有効性は同等である一方，術後の入院期間が短く，TUR症候群の発症頻度が低いとされている。また，術中および術後の出血が少なく，抗血栓薬を内服中の患者にも施行可能である。前立腺肥大症は高齢者に多い疾患であり，超高齢社会のわが国において，今後も患者負担の少ない医療機器の開発が望まれる。

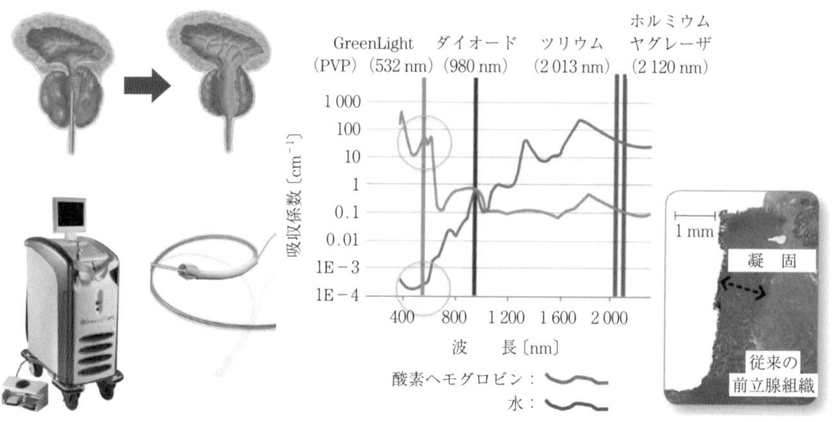

図9.11　PVP（ボストン・サイエンティフィック ジャパン社 提供）

9.3　腹腔鏡手術

従来は開放手術で行われていた術式も，**腹腔鏡手術**やロボット支援手術などが普及している。泌尿器科領域においても，1992年にわが国で初めての腹腔鏡下副腎摘除術が施行され，現在では手技の洗練のみならず光学機器や鉗子，エネルギーデバイスの進歩により腹腔鏡手術やロボット支援手術が一般的に広く行われるようになり，低侵襲化を認めている。前立腺がんに対する前立腺全摘除術，小径腎細胞がんに対する腎部分切除術，さらには膀胱がんに対する膀胱全摘除術もロボット支援手術が保険収載され，それに伴いロボット支援手術の比率が増加している。本節では，ロボット支援手術が増加している泌尿器科領域において，現在も広く行われている腹腔鏡手術である**根治的腎摘除術**および**副腎摘除術**について，使用器具などにも言及しながら概説する。

図 9.12 は腹腔鏡手術に必要な主な機器類の例である。

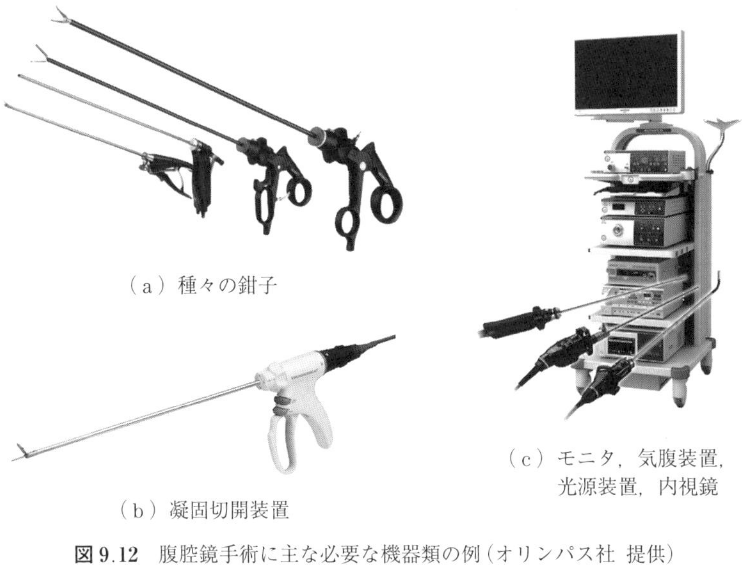

（a）種々の鉗子

（b）凝固切開装置

（c）モニタ，気腹装置，光源装置，内視鏡

図 9.12　腹腔鏡手術に主な必要な機器類の例（オリンパス社 提供）

9.3.1　腹腔鏡手術の概要[5)]

腹腔鏡手術とは，腹腔内に腹壁を貫く外套（アクセスポート）を通して内視鏡を挿入し，モニタで術野を確認しながら行う手術である。従来の開放手術と異なり，まずは術者の眼となるカメラポートを作成し，気腹装置を用いて作業空間を作成することが必要である。その後にカメラを挿入し，モニタ画像で腹

腔内を内側から観察しながら手術操作に必要な器具を出し入れするポートを追加し，専用の鉗子を用いて手術を行う。まずは腹腔鏡手術に必要な機器に関して紹介し，腹腔鏡手術の利点と欠点，そして腹腔鏡下根治的腎摘除術および腹腔鏡下副腎摘除術について紹介する。

9.3.2　腹腔鏡手術に必要な機器

（1）　光学システム関連機器

① 内視鏡：硬性鏡と軟性鏡に分類される。硬性鏡には先端の角度により0度の直視鏡および30度や70度の斜視鏡があり，カメラヘッドを装着して使用する。軟性鏡は先端が屈曲することで観察範囲が広いが操作にやや慣れを要する。

② モニタ：従来のハイビジョン，最近では4Kや8Kモニタも使用されている。

③ 光源装置：ハロゲン，キセノン，LEDなどがあり，自動光量調節装置により明るさを一定に保つ。

（2）　腹腔鏡手術用の手術器具

① 操作鉗子：鋏鉗子，剥離鉗子，把持鉗子，吸引鉗子，持針器などを用い，組織の切離や剥離，吸引や縫合を行う。それぞれの鉗子に電気メス（モノポーラ，バイポーラ）を接続し，組織の切離や凝固に使用可能である。

② リトラクタ：術野を展開する目的で使用する器具であり，さまざまな形状のものが開発されている。視野の確保が開放手術よりも困難である腹腔鏡手術においてより重要な役割ももち，サークル型やトライアングル型などが用いられる。

③ 血管クリップ：血管を閉鎖する器具で，金属製や樹脂製のクリップで血管を結紮することができる。腎動静脈や副腎中心静脈の処理にはHem-o-lokクリップ®などを使用する。

④ 凝固切開装置（laparoscopic coagulation shears，LCS）：超音波凝固切開

装置（HARMONIC®），高周波手術装置（VIO system），超音波振動と高周波電流の併用（THUNDERBEAT®），などさまざまな機器があり，適切に使用することで組織，特に血管の閉鎖とそれに引き続く切離が可能である。

⑤　血管シーリングシステム：組織の抵抗値を検出し，組織を炭化させることなくおのおのの組織のシーリングを行うことができる。特に止血効果が優れており，7 mm までの血管，リンパ管および組織のシーリングができるとされている。カッタが組み込まれた製品であれば，凝固と切離を同時に行うことができる。LigaSure™，ENSEAL® などが販売されている。

⑥　自動縫合器：4 ～ 6 列のステープルおよび中央に配置されたナイフが同時に作動し，組織の縫合と切離を同時に行うことのできる機器である。血管や腸管など組織に応じて最適なステープルの縫合長や厚み，足の高さなどを選択する。

⑦　組織回収用バッグ：組織をバッグに回収して体外に取り出すことにより，創部の感染予防や悪性腫瘍の播種を防止できる。

（3）　作業空間維持に必要な機器

①　気腹装置：自動的に気腹ガスを送気し，腹腔内圧を一定に保ち空間を維持する装置である。気腹ガスには一般的に炭酸ガス（CO_2）が用いられ，腹腔内圧は通常 8 ～ 10 cmH_2O に設定する。近年では常時循環型排煙システムである AIRSEAL®（Century Medical, Inc.）により良好な視野を確保でき，手術時間の短縮や出血量の減少，さらには CO_2 使用量の減少や手術室の汚染回避にも役立つと言われている。

②　トロカー：腹壁を貫く外套（アクセスポート）をトロカーと呼び，手術術式や患者背景などにより各種サイズから選択する。

9.3.3　腹腔鏡手術の利点と欠点

（1）　利　　点

①　拡大視野：詳細な解剖の把握による適切な剥離層の同定，および繊細な

手術が可能。

② 小さな創：創部痛の軽減，離床の早期化，腹壁瘢痕ヘルニアの減少。

③ 腹腔内臓器を乾燥から守る：術後に消化管などの機能回復が早く，食事の早期開始，それに伴う全身状態の早期回復。癒着が少なく，術後イレウスが減少。

④ 術中所見の共有：情報共有による手術チームの意思決定が容易，また，手術手技の標準化や教育に役立ち，スコピスト，助手から術者へと段階的なステップアップが可能。

（2） 欠　　点

① 視野の制限：視野外での組織損傷のリスク，一方向のみの視野固定，2次元画像を脳内で3次元イメージへ再構築が必要。

② 術野へのアクセス制限：ポート位置による操作軸の制限，使用できる鉗子の制限，繊細な触覚の欠如。

9.3.4 根治的腎摘除術

根治的腎摘除術は，腎部分切除術の適応とならない大きな腫瘍や，腎洞や腎周囲脂肪組織への浸潤を伴う腎細胞がんに対し適応となる。泌尿器科腹腔鏡手術ガイドラインによると，腎部分切除の適応とならないT1腎がんについては腹腔鏡手術が薦められ，腫瘍径が7 cm以上のT2腎がんやT3腎がんについては十分習熟した術者により注意深く行われるべきである，とある。経腹膜到達法，後腹膜到達法があり，操作スペースの広い経腹膜到達法は大きな腫瘍に対しては有利であり，腹腔内手術の既往がある症例などでは後腹膜到達法が有利である。ここでは，経腹膜到達法による腎摘除術の手順について簡単に述べる。

カメラポート作成，術者用ポート（右手，左手）作成，助手用ポート作成（右側では肝挙上，左側では腎挙上などに用いる）。腹膜を切開し後腹膜腔に存在する腎臓にアプローチする。右側では上行結腸，十二指腸，左側では下行結腸，膵臓，脾臓を内側に脱転し，腎動静脈が存在する腎門部へ到達する。腎動静脈周囲を剥離してクリップを用いて腎動脈，腎静脈の順に結紮，切断する。

腎周囲を剥離し，尿管を切断して腎臓を回収用バッグに収納して体外へ取り出し，閉創して終了となる。腎筋膜内に存在する副腎は，腫瘍の直接浸潤などがなければ，腎から剥離して温存する。

9.3.5 副腎摘除術

副腎摘除術は，原発性アルドステロン症，クッシング症候群，褐色細胞腫などホルモン活性を伴う副腎腫瘍や，ホルモン非活性であっても悪性腫瘍を否定できない直径5 cmを超える大きな副腎腫瘍，転移性の副腎腫瘍などに対して適応となる。腎摘除術と同様に経腹膜到達法，後腹膜到達法があり，操作スペースの広い経腹膜到達法は大きな腫瘍に対しては有利であり，腹腔内手術の既往がある症例などでは後腹膜到達法が有利である。経腹膜到達法による副腎摘除術の手順について簡単に述べる。

カメラポート作成，術者用ポート（右手，左手）作成，助手ポート作成（右側では肝挙上）。

右側では肝下面および下大静脈右側の腹膜を切開し，十二指腸を内側へ脱転する。その後右腎門部付近からその頭側を剥離し，右副腎背側に至り，副腎の内側で下大静脈との間を剥離することで右副腎中心静脈を同定する。左側では下行結腸，膵臓，脾臓を内側に脱転し，腎静脈を同定しその頭側縁を剥離することで左腎静脈に流入する左副腎中心静脈を同定する。副腎中心静脈周囲を剥離してクリップを用いて結紮・切断する。副腎周囲を剥離して回収用バッグに収納して体外に取り出し，閉創して終了となる。

9.4 お わ り に

2008年に前立腺がんに対してロボット支援前立腺全摘術が保険収載されてから，多くの施設でda Vinci Surgical System（dVSS）が導入されるきっかけとなった。2016年には小径腎がんに対してロボット支援腎部分切除術，2018年には膀胱がんに対してロボット支援膀胱全摘除術が保険収載され，多くの腹腔鏡手術からロボット手術へパラダイムシフトが起きている。しかし，腹腔鏡下腎摘除術や腹腔鏡下副腎摘除術，そして経尿道手術は現在もゴールドスタンダードな術式であり，これらの術式から得られた技術や英知がロボット支援手術の基礎となっている。また，経尿道的尿管結石砕石術や経尿道的前立腺切除術におけるレーザ治療の登場など，付属する新たな治療機器が開発され標準的治療として確立されつつある。また，3次元内視鏡や微細の組織構造まで視認できる8K内視鏡や，人工知能を用いて画像診断できる消化管内視鏡など，内視鏡技術開発は最も関心が高い領域の一つである。これからの時代では，人工知能を用いた医療機器がさらに登場し，われわれの医療における常識が変わってくる可能性がある。われわれは医療と工学に密接な関わりをもちながら，よりよい医療を目指し医療機器開発を通して検査や治療の付加価値を高めるとともに，新たな治療法の確立に貢献できるものと考える。

引用・参考文献

1) 河合博，岡本重禮：膀胱鏡写真診断図譜，医学書院，pp.3-6（1971）
2) Herr HW：Early history of endoscopic treatment of bladder tumors from Grunfeld's polypenkneipe to the Stern-McCarthy resectoscope, Journal of Endourol，**20**，2, pp.85-91 (2006)
3) 庵谷尚正：TURisの特性に基づいたTURBT, Japanese Journal of Endourology，**28**, pp.169-174（2015）
4) 黒松功：PVPの現状と発展—新規低侵襲治療から標準治療へ—, Japanese Journal of Endourology，**29**，pp.172-177（2015）
5) 日本泌尿器科学会 編：泌尿器腹腔鏡手術ガイドライン2014年版，Japanese Journal of Endourology，**27**，pp.1-46（2014）

10　ロボット手術

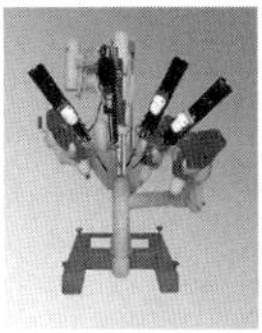

da Vinci® Standard

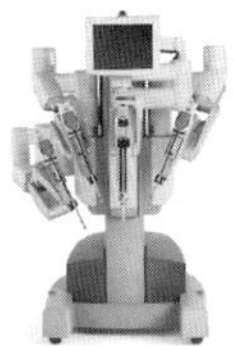

da Vinci® S HD

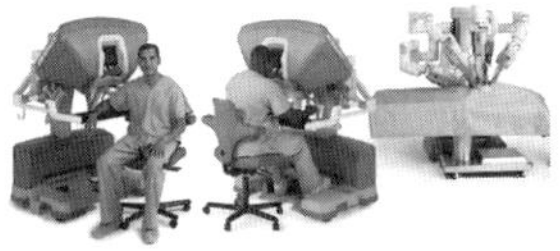

da Vinci® Si Dual Console

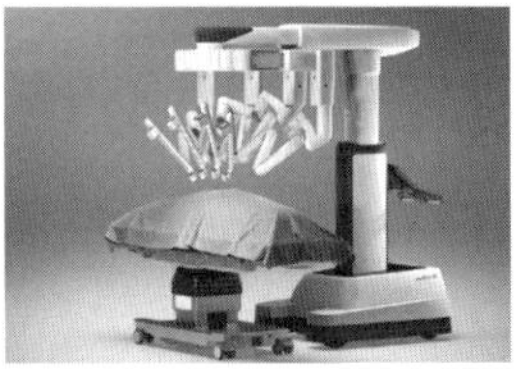

da Vinci® Xi

欧米とほぼ同時期に臨床試験が開始されたロボット手術も，わが国においては医療機器に対する承認に時間を要したが，現在 350 台を超える **da Vinci®** が導入されている。保険収載も徐々に進み，いよいよ外科系の各領域での普及が期待される。この間，わが国における低侵襲外科治療は**内視鏡外科手術**を中心に目覚ましい発展を遂げ，世界有数の内視鏡外科手術の医療水準を有する国となった。この状況の中で，今後ロボット手術がわが国で普及するにあたっては，ロボット手術のコストに見合う**診療報酬**を確保できるかという医療制度の問題と，手術のクオリティを担保する医師の教育・**トレーニング**が課題となるが，加えてロボット手術の安全性の担保とロボット手術ならではのエビデンスを発信する必要がある。

2009 年 11 月，わが国において**手術支援ロボット**に対する医療機器として製造販売の承認が得られた。海外では 1997 年に Cadiere らにより手術支援ロボット da Vinci® を用いた世界初の胆嚢摘出術が臨床応用されているが[1]，わが国で 2002 年に九州大学と慶応大学で da Vinci® の治験が終了し[2), 3)]，その後，わが国の**医療機器承認**までに約 7 年の歳月を要することとなった。

このようにわが国は，欧米以外ではいち早く da Vinci® の導入を終えていたものの，承認までの時間を要した。現在，わが国では，da Vinci® による消化器外科手術を含めたあらゆる外科領域での普及が本格化しているが，本章では，世界でも卓越した内視鏡外科手術の技術を有するわが国の外科手術において，ロボット手術の果たす役割と今後の展望，および普及に向けた課題について解説する。

10.1　手術支援ロボット da Vinci®

米国 Intuitive Surgical 社が開発し，現在，最も多く臨床の現場で普及，使用されている**マスタスレーブ型**手術支援ロボットである。構成としては，**surgeon console**, **patient-side cart**, **vision cart** の三つからなり，術者は surgeon console から術野の **3 次元画像**を見ながらマスタを操作する。患者側に配置された patient cart には 3 次元映像を術者に提供する内視鏡を装着した 1 本のカメラアームと，da Vinci® 用に開発された専用の鉗子である **EndoWrist®** を装着した 3 本のインストルメンタルアームが備わっている。vision cart は 3 次元内視鏡から術者に提供される 2 系統の映像の画像処理，および助手用モニタの機能を担う。

従来の内視鏡外科手術の欠点である，モニタ上の 2 次元画像を見ながらの手術操作というストレスは da Vinci® に関してはまったくない。術者は surgeon console に座り，2 系統で送られてくる映像を左右別々の目で見て自然な 3 次元映像を自分の脳内で構築することができる。また，通常の開胸・開腹手術と同様に視軸と術者のマスタの操作軸が一直線上に並ぶように設計されている。内視鏡操作も surgeon console のフットペダルの切替えにより術者が自由に行うことが可能である。EndoWrist® は通常の内視鏡外科手術の鉗子の 5 自由度と比較して，2 自由度多い 7 自由度を有しており，**ワイヤ駆動**で術者の手首から先の動きを精密に術野で再現することが可能である。あたかも術者は体腔内を直接覗き込みながらトロカーを通して自分の前腕から先を体腔内に入れて手術操作をしているかのような錯覚を覚えるほどである。機器の特性上，トロカーを透してスコープ，術具を体腔内に挿入して手術操作を行うため，内視鏡外科手術の延長として考えられがちであるが，操作感としてはむしろ，通常の開胸・開腹手術に限りなく近い。その他の特徴および優れている点としては，術者の動作に対するロボットの動きの縮小割合を自由に設定できる **motion scaling** 機能と，術者の手の生理的振動を除去する **filtering 機能**を備えている点である。

1999 年にスタンダードタイプが発売され，その後インストルメンタルアームが 3 本となった 4 アームタイプ追加された。2006 年には patients cart の筐《きょう》体《たい》が小型化され，さらに映像のハイビジョン化に対応した da Vinci S HD が登場した，この第 2 世代がわが国で初めて承認されたものである。2009 年には da Vinci Si System となり，surgeon console がさらに小型化されたばかりでなく，two-surgeon に対応した twin console での手術が可能で，実質的に 2 人での手術操作が行えるようになった。その後に天吊り型の Xi システムが開発され，従来の Si 比較して Patients Cart のセッティングのしやすさが飛躍的に向上している（章のはじめに示した写真参照）。また国内では薬事未承認ではあるが，単孔式内視鏡外科手術を可能とする da Vinci SP も使用されている（**図 10.1**）

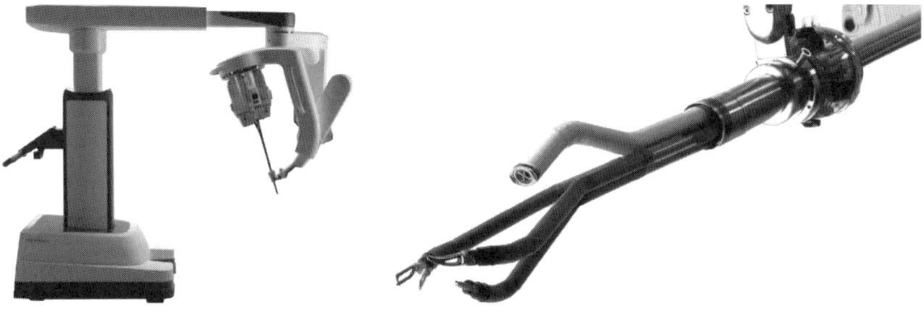

図 10.1　手術支援ロボット da Vinci SP

10.2 術 式 の 拡 大

2019 年 12 月現在，世界中で推定 4 000 台以上が，臨床用および教育用として使用されている。米国ではFDAの承認がほぼすべての外科系の領域に関して済んでいる状況である。当初da Vinci® は心臓血管外科手術用に開発されたが，FDAの承認が示すように適応の拡大とともに心臓血管外科のみならず外科手術のあらゆる領域に使用されている（**表10.1**）。特に泌尿器科の前立腺手術においては[4)]，米国ではそのほとんどの症例をロボット手術が占めるなど，標準手術といっても過言ではないほどである。さらに，ここ数年では同じ骨盤腔内を操作する産婦人科領域の症例数が飛躍的に増加している状況である。このように，従来の内視鏡外科手術において難易度がきわめて高い術式に関して有用であるとする報告が多く見られる。

表10.1　米国FDAにおけるda Vinci® 承認状況[5)]

承認年・月	適応術式および領域
1997. 7	Surgical Assistance
2000. 7	Laparoscopic Surgery
2001. 3	Thoracoscopic Surgery
2001. 5	Radical Prostatectomy
2002.11	Mitral Valve Repair
2003. 1	Atrial Septal Defect Repair
2004. 7	Cardiac Revascularization
2004.12	Delivery and Placement of Microwave Ablation Probe
2005. 3	Urology Procedures
2005. 4	Gynecology Procedures
2005. 6	Pediatric Procedures
2009	Trans-oral Procedure

10.3　外科疾患に対するツールとしての手術支援ロボット

外科疾患における手術支援ロボットの役割に関してda Vinci® を例にとって考える。本来，開胸操作を必要としない心臓血管外科手術用に開発されたda Vinci® は，そのEndowrist® の自由度の高さから縫合操作や結紮操作を容易にするが，わが国における各外科領域に対する内視鏡外科手術の現状として，体内での縫合操作や結紮操作を多用する術式はそれほど多くはない。これは各種シーリングデバイス，自動縫合器，自動吻合器の発達により，確実で迅速な血管の止血，シーリングや消化管吻合が可能となり，このような操作を必要とする手術操作が減少しているためである。いくら体腔内で自由度の高い操作が可能であるとはいえ，da Vinci® を用いてこれらの操作を，すべて結紮や，手縫いの消化管吻合に切り替えるのは時代にも逆行しており，時間を消費するばかりでなく，縫合不全などのリスクの増加をまねきかねない。現に da Vinci® においても stapler の搭載が可能となっており，わが国の熟練した内視鏡外科医でほぼすべての術式が可能な外科疾患に対して，手術支援ロボットの果たす役割はどうなるのであろうか。

10.4 内視鏡外科手術適応拡大に対するメリット

現在，外科領域で**保険収載**されている内視鏡外科手術は，ある程度の教育訓練，経験を積んだ外科医であれば，特に欧米の外科医に対して比較的器用であると考えられるわが国の外科医の技術をもって適応を守れば，手術支援ロボットを使わなくても，手術そのものを行うことは可能であろう（**表 10.2**）。しか

表 10.2 国内で保険収載されたロボット支援手術

術　　式	保険収載年
腹腔鏡下前立腺悪性腫瘍手術	2012 年
腹腔鏡下腎悪性腫瘍手術	2016 年
胸腔鏡下縦隔悪性腫瘍手術	2018 年
胸腔鏡下良性縦隔腫瘍手術	2018 年
胸腔鏡下肺悪性腫瘍手術（肺葉切除または 1 肺葉を超えるもの）	2018 年
胸腔鏡下食道悪性腫瘍手術	2018 年
胸腔鏡下弁形成術	2018 年
腹腔鏡下胃切除術	2018 年
腹腔鏡下噴門側胃切除術	2018 年
腹腔鏡下胃全摘術	2018 年
腹腔鏡下直腸切除・切断術	2018 年
腹腔鏡下膀胱悪性腫瘍手術	2018 年
腹腔鏡下子宮悪性腫瘍手術（子宮体がんに限る）	2018 年
腹腔鏡下膣式子宮全摘術	2018 年

しながら，内視鏡外科手術という低侵襲治療が主流となる一方で，その中では徐々に術式の適応拡大が進みつつある。これには悪性疾患に対するリンパ節郭清のレベルを上げることが挙げられる。

例えば，消化器外科疾患における内視鏡外科手術において，1群リンパ節郭清であれば，術者の技量の差は出にくいであろうが，それ以上の郭清が必要となった場合，術者Aと術者Bの能力，技術の差が歴然となり，術者Bは開腹手術であれば可能だが，腹腔鏡手術では不可能となる場合が出てくる。仮に術者Bが，苦労して腹腔鏡手術で2群リンパ節郭清を含む手術を遂行できたとして，それは術者Aの腹腔鏡手術のクオリティには及ばず，手術を受ける患者に不利益を被りかねない。

現在の消化器外科疾患に対する内視鏡外科手術のエビデンスレベルの問題は多少あるにせよ，今後は内視鏡外科手術は確実に適応拡大に向かうであろう。その際，術者による手術クオリティのギャップを埋めるのが手術支援ロボットである。つまり，マスコミ，報道などで日本人が好むいわゆる名人芸の手術を一般化し，術者の技術レベルの優劣による手術のクオリティの差を限りなく小さくできる可能性を秘めているのである。

現在わが国には，開腹手術においてきわめて精度の高いリンパ節郭清を伴う消化器外科手術を遂行可能な外科医は多数存在すると考えられる。この能力，財産を生かさない手はなく，前述したように内視鏡外科手術の経験がほとんどなくても，通術の開腹手術と同じ感覚で操作可能な da Vinci® をこれらの外科医に使用してもらうことで，多くの患者が低侵襲治療の恩恵を受けることが可能になると考えられる。

10.5　高難易度手術に対するメリット

前述の適応拡大に対するリンパ節郭清だけでなく，例えば消化器外科領域の内視鏡外科手術ではきわめて困難な，膵頭十二指腸切除術や，総胆管嚢腫に対する分流手術など，膵管，胆管と消化管吻合を必要とする術式などにも手術支援ロボットの利用は威力を発揮すると考えられる。これらの手術は現在，国内最高レベルの内視鏡外科手術の技術をもった消化器外科医でも遂行可能な人材は限られているが，手術支援ロボットの導入により，より多くの患者が，これらの疾患に対する低侵襲治療の恩恵を受けられるようになる可能性がある。2020年にはこのような術式が保険収載された（**表10.3**）。

表10.3　2020年に保険収載が予定されるロボット支援手術

腹腔鏡下膵頭十二指腸切除術
胸腔鏡下肺悪性腫瘍手術（区域切除）
胸腔鏡下拡大胸腺摘出術
腹腔鏡下仙骨腟固定術
胸腔鏡下食道悪性腫瘍手術（消化管再建を伴う）（頸部，腹部の操作）
腹腔鏡下膵体尾部切除術
腹腔鏡下腎盂尿管吻合術（腎盂形成術を含む）

10.6　医療機器承認後から保険収載まで

2009年11月に製造販売の承認を得たda Vinci® を用いたロボット手術を行ううえでの診療形態は，2020年3月時点で保険収載されているのは表10.2に示した14術式である。問題はその**診療報酬点数**であり，現時点では腹腔鏡下前立腺悪性腫瘍手術および腹腔鏡下腎悪性腫瘍手術以外は，ロボット手術の加算がなされていない。現状としては内視鏡外科手術と同じ保険点数とされているが，今後はまったく別のロボット支援手術として，別の術式で保険点数を設定するかのいずれかが考えられる。内視鏡外科手術の延長ととらえ，そのうえにロボット手術の加算の場合，現在の超音波凝固切開装置や自動縫合器のように使用した分を加算することとなるが，この場合，必ずしも使用した機材すべての使用が認められることは考えにくく，またその加算点数も消耗品の定価に見合う点数とはならない。それにこの場合，本体価格とそのメンテナンス費用を患者負担とすることが難しく，導入を考えている施設としては初期投資およびメンテナンス費用を回収する目途が立たなければ，なかなか導入に踏み切れないのではないかと考えられる。つまり，ロボット手術をやればやるほど赤字になる可能性がある。ロボット支援手術としての保険点数を設定する場合，耐用年数を5年，年間約200例を行うと設定したうえでの初期投資およびメンテナンス費用まで含めた点数の設定が可能と考えられるが，その場合の術式の保険点数はかなり高額となることが予想され，保険診療での負担分も当然増加するため，高額医療費の助成により患者負担は実質上増えないものの，医療費を抑制したいわが国においては，保険点数の高額設定が行われるとは考えにくい。ロボット手術を患者のメリットを考え，なおかつ医療費の高騰を抑え，導入施設での投資回収，維持を考えた場合，混合診療での患考負担での診療が現実的ではあるが，この場合，医療費の高額自己負担に慣れていないわが国では，ロボット手術を避択するケースが減少する可能性もあり，民間保険での先進医療特約などによるロボット手術費用のカバーがなければ，一般的な普及は困難になると考えられる。

10.7　今後の手術支援ロボットの開発

da Vinci® に関しては，これまでほぼ寡占状態であった基盤技術の特許が切れることにより，今後いろいろな企業の手術ロボット開発への参入が見込まれている。しかしながら，これまでの臨床実績とバージョンアップへの先行投資もあり，いましばらくは Intuitive Surgical 社の優位性は保たれるであろう。

なお現在，わが国でも手術支援ロボットの開発競争が激しくなっており（**表10.4**），産業用ロボットを手掛ける川崎重工業と血液検査機器大手のシスメックスが共同出資で設立したメディカロイド社，東京工業大学発のスタートアップ企業† であるリバーフィールド社，および国立がん研究センター発ベンチャーのエートラクション社の3社はすでにプロトタイプを完成させている。いずれも2020年以降に新型の手術用ロボットとして発売する予定とされている。メディカロイド社では，日本人の体格に合うようにロボットを小型化し，

† 新しいビジネスによって急成長を目指し，市場を開拓する段階にあるベンチャー企業のこと。

表 10.4 現在開発中で今後臨床導入と市場投入が期待される手術支援ロボット

会社名	国名	開発するロボット
インテュイティブサージカル	米国	da Vinci®
アキュレイ	米国	放射線治療ロボット
ストライカー	米国	小型の整形外科手術用ロボット
ハンセンメディカル	米国	心血管カテーテルロボット
CMR サージカル	イギリス	小型の単アームロボット
メドトロニック	アイルランド	小型の脊椎手術用ロボット
アヴァテラメディカル	ドイツ	4 本腕のロボット
メディカロイド	日本	多アーム型ロボット
エートラクション	日本	手術器具の操作補助ロボット
リバーフィールド	日本	空気圧で動くロボット

欧米に比べて手術室が狭いわが国では，医師の作業スペースを十分に確保できないことにも配慮している。リバーフィールド社が目指すのは da Vinci® で搭載されていない機能として，手術支援ロボットを介した「手で触れている感覚」いわゆる触覚を伝える技術を開発している。手術用アームの駆動システムに，空気で伸縮するゴムチューブを配置。アームの先がとらえる触覚を再現する。エートラクション社が 2020 年に発売を見込むロボットは，手術支援ロボット導入で最もネックとなる低価格化を実現すべく開発中である。海外でも，グーグル社と米国ジョンソンエンドジョンソン（J&J）社の医療部門が共同で設立した米国のスタートアップ企業であるバーブサージカル社が開発する手術支援ロボットもある。グーグルが研究する **AI**（**人工知能**）と J&J のもつ医療機器の知見を組み合わせて，安全な手術ロボットの開発を目指しており，グローバル企業どうしの協力により，AI を搭載したロボットが開発される可能性が高い。

手術ロボットと AI との組合せによる研究開発に関しては，米国ワシントンの Nationwide 小児病院の小児外科医である Kim らのグループは，2016 年の『Science』誌に，自律で生体組織の腸管を縫合するロボットの開発を報告している[6)]。筆者は研究室を訪問した際に，実機を見る機会があったが，赤外線のカメラを有し，人間の外科医を助手として生体での運針・縫合操作を可能としていた（**図 10.2**）。現在はシングルアームのみとのことであったが，すでに双腕型の開発も進められており，将来的には，定型化された手術手技に関して，

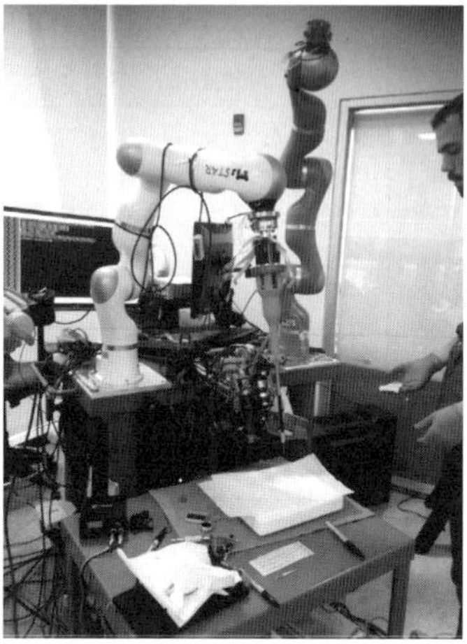

図 10.2　米国ワシントン Nationwide 小児病院が開発した AI 搭載手術ロボット

人間の手を必要としない部分まで可能であるとのことであった。また，外科医が行っている手術操作の映像から**ディープラーニング**によりあらゆる手術手技を獲得させることも計画中である。このように AI の医療への応用は，診断技術のみならず外科治療への応用も行われており，外科治療においても今後導入が進む可能性があると考えられる。

10.8　お　わ　り　に

医療機器としての承認を得たことにより，2019 年 12 月末時点で，わが国でもすでに 350 台を超える da Vinci® （S, Si, Xi）が導入されている。これは一つの国としての導入は米国に次ぐ導入数である。価格や医療制度，教育トレーニングなどの問題はあるにせよ，わが国の優秀な外科医がこの優れた医療機器を十二分に活用すれば，前述にようにわが国の国民が得られる恩恵は計り知れない。この手術器具は使い方によっては，世界的に有数の技術をもった一握りの外科医にしかできない手術操作を，世界中の外科医が再現できる可能性を秘めている。また医療ミスの低減や医療レベルの引上げも可能となるであろう。ただ気になる動きとして，これまで積極的な導入を続けていた米国では，ややその動きが鈍りつつある。これはエビデンスを重視する米国でそれが証明されていないこと，それに加えてロボット手術における事故も散見されるようになったことも理由として考えられる。後者の場合，わが国にも当てはまることであるが，前者に関してはわが国の優秀な外科医の技量をもってロボット手術の優位性を示すデータが発信される可能性がある。今後のわが国でのロボット手術が確実に普及することを切に期待している。

引用・参考文献

1) Himpens J, Leman G, and Cadiere GB：Telesurgical laparoscopic cholecystectomy, Surg Endosc., **12**, 8, p.1091 (1998)

2) 古川俊治, 小澤壯治, 若林剛ほか：消化器外科領域における Robotic Surgery, 日本内視鏡外科学会雑誌, **8**, 1, pp.12-15 (2003)

3) Hashizume M, Shimada M, Tomikawa M, et al.：Early experiences of endoscopic procedures in general surgery assisted by a computer enhancedsurgical system, Surgical Endoscopy And Other Interventional Techniques, **16**, 8, pp.1187-1191 (2002)

4) Patel VR, Thaly R, and Shah K：Robotic radical prostatectomy, outcomes of 500 cases., BJU Int., **99**, 5, pp.1109-1112 (2007)

5) http://www.fda.gov/（2020 年 8 月 21 日確認）

6) Shademan A, Decker RS, Opfermann JD, Leonard S, Krieger A, and Kim PC：Supervised autonomous robotic soft tissue surgery., Sci. Transl. Med., **8**, 337, pp.337-364 (2016)

11 人　工　臓　器

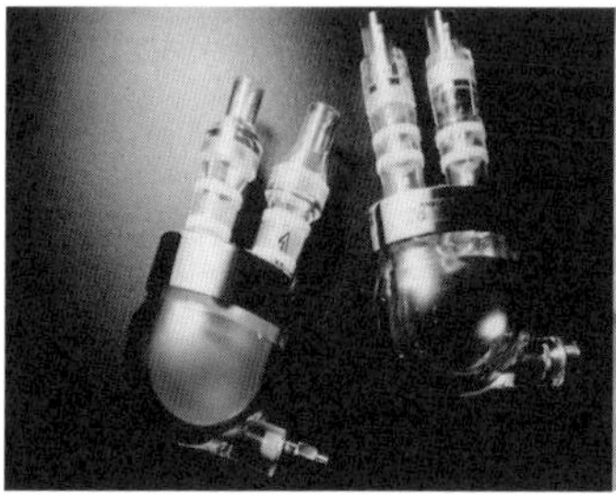

空気圧駆動型補助人工心臓

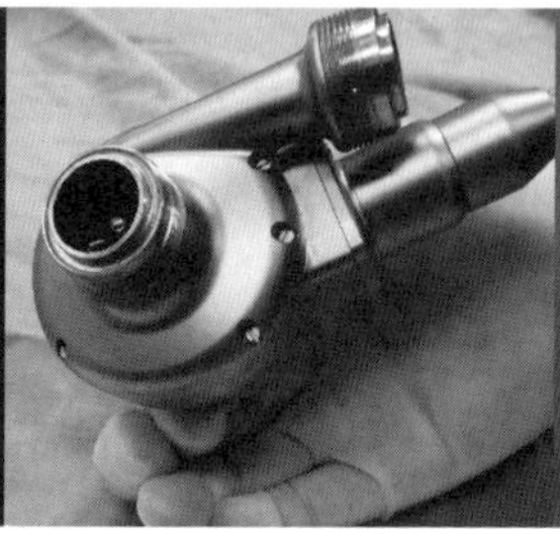

植込型補助人工心臓
EVAHEART

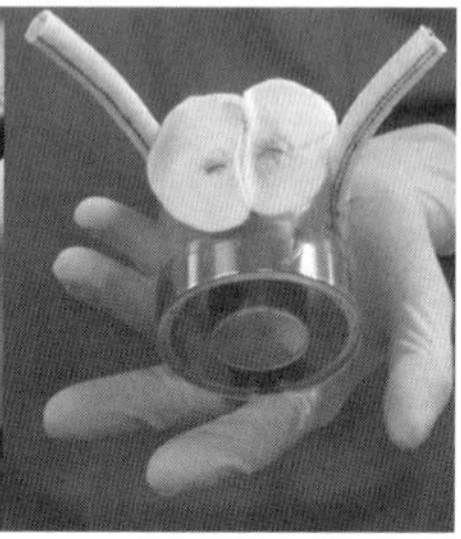

全置換型人工心臓

人工臓器の開発の中でも，**人工心臓**の分野は，最も重要な一環を構成しており，医学と工学の学問の粋を集めて最重症の心不全患者の救命を行うシステムである。薬剤治療や外科的修復術，さまざまな補助循環機器で治療しても回復しきれなかった患者は，わが国では1980年代初頭までは，救命する手段がなかった。そこで市場に供されるようになったのが，日本ゼオン型と，東洋紡型の二つの空気圧駆動型補助人工心臓である。主として開心手術の後などに，自己心の回復が十分でなかった術後心不全への応用が多かったので，一時的な補助循環が可能でも，なかなか回復には至らなかったが，1985年，東北大学病院で最初の補助人工心臓植込み術後，患者の退院が報告されている。90年代には内外で，植込型補助人工心臓の開発が注目されるようになり，2010年，わが国ではEvaheartとDuraheartの二つの機種が製造認可を得た。さらに現在，最重症の両心不全患者のために，全置換型人工心臓の開発が注目されている。

11.1　各種人工臓器

医学は進歩してはいるが，内臓単位で進行する疾病は数多く，不可逆的に破壊された内臓を保持する個体では，基本的には生存そのものが難しいことになるのは，いまも昔も変わらない。

しかしながら，たった一つの臓器が傷害されただけで生命予後が限定されてしまうことはあまりにも惜しい。そのために，臓器単位での修復が困難であるほど機能が障害されている病態では，臓器そのものを交換していく「臓器置換」の概念が患者にとって福音となることになる。しかしながら，臓器移植は基本的にドナーを必要とすることは自明であり，全世界的にどの国を見ても移植臓器の不足は明らかである。

そこで，臓器置換医学のもう一つの大きな柱として人工臓器の存在が重要になる。

人工臓器の役割は，必ずしも臓器置換に限定されるものではない。人工心臓などの分野では，心臓を完全に取り替える全置換型人工心臓（章のはじめに示した写真参照）のほかに，心臓の働きの一部を補う補助人工心臓も開発されており，さらに心臓のペーシングだけを電気的に行うペースメーカもすでに臨床で汎用されている。

すなわち，人工臓器の概念は，内蔵機能の一部を補う補助システムにまで拡大されており，その概念を適用すれば，眼鏡や入れ歯もある意味では人工臓器と言える。

ここでは，さまざまな人工臓器の現状を概説し，加齢による疾患で機能が廃絶されてしまった内臓の機能を代行し，あるいは支援することで，患者の生命予後を向上させ，QOL を改善する試みについて記載する[1)]。

11.2　人工心臓と補助循環

緊急の心停止に至る患者の多くは，心臓自体に問題があることも多く，虚血性心疾患や弁膜症などによる心不全，不整脈などは心停止の原因になりうる。心停止した後に，救急車で心臓マッサージをしながら担ぎ込まれる患者が，病院で速やかにたちまち回復し，元気で退院してくれれば，救急病院の勤務医として医師冥利に尽きると考えられるが，現実にはもちろん，なかなかそううまくはいかない症例も数多い。

例えば心臓疾患で，心臓がプライマリに傷害された心筋梗塞などの患者では，心拍は再開しても十二分な心拍出が得られず，回復するまでの間，心機能の補助が必要になる症例は数多い。

薬剤抵抗性の重症心不全では，循環を維持するために，機械的補助循環が必要になる症例は増加しつつある。また，心臓手術の後に，最も注意を払わなくてはならないポイントの一つとして心ポンプ作用が挙げられる。術直後から数日にわたる心ポンプ作用（心収縮力）の低下に起因する心不全を，特に low output syndrome（LOS）と呼ぶことが多い。ここでは，LOS，心不全時における機械的補助循環について概説する。

11.2.1　大動脈内バルーンポンピング

緊急時，救命救急の現場で最も簡便にアプリケーションが簡単なデバイスとして**大動脈内バルーンポンピング**（**intra-aortic ballon pumping，IABP**）がある。大腿動脈が触れるだけの脈圧があれば，緊急でさっと消毒して，まっすぐに大腿動脈を穿刺し，シースカテーテルを挿入し，シースを介して，下行大動脈までバルーンカテーテルを進める。原則として透視下で挿入され，位置を確認するのが原則であるが，救急の現場ではブラインドでも挿入可能である。

心臓の拡張期に合わせて下行大動脈でバルーンを膨らませることにより，強力な血圧の補助効果があり，拡張期の血圧上昇により冠動脈血流を増加させ，収縮期は心臓の負荷を軽減させる作用があるので，特に虚血性心疾患には有効であるとされる。

開発された当初はカテーテルの径も大きく，抜去後の出血もあり，大腿動脈に人工血管を縫合して導入するのが原則となっていたが，高分子化学の進展とともに，薄くても耐久性に優れた素材や設計方式が開発されるにつれ，現在は，昔の冠動脈造影カテーテルや，PTCA（percutaneous transluminal coronary angioplasty，経皮的冠動脈形成術）カテーテルと差がない 8 フレンチ（Fr）[†] のバルーンカテーテルも開発されるようになり，内科医が気軽に応用するようになって症例数が爆発的に増加した[2)]。

現在は，PTCA 後に，若干血圧が低めの例に，冠動脈の血流改善を期待して挿入される例もあり，補助循環としてだけではなく，心筋虚血の治療としても応用されるようになってきている。

しかしながら，IABP は，血液を循環させるポンプシステムではなく，シンプルにバルーンを膨らませているだけなので，血圧の補助には非常に有効であるが，本格的な心不全におけるポンプ失調にはあまり有効でないとの報告も散見される。一説には，IABP は，圧補助としては強力だが，流量補助効果としては心拍出量の 10％前後に過ぎないという説もあり，流量補助が必要な重症心不全では，さらに強力な補助手段が求められる。例えば，つぎに述べる PCPS などである。

11.2.2 ECMO

ECMO（**extra corporeal membrane oxyganator**）は，**膜型酸素化装置**または **PCPS**（**percutaneous cardiopulmonary support system**）と呼ばれることも多い。これは，心肺停止状態で最も信頼できる治療法の一つである**人工心肺システム**である。

心臓手術に使われる人工心肺システムは，心臓と肺の機能を完全に代行できるので，原理的には完全な心肺機能停止状態にも対応できる強力な救命手段ということになる。しかしながら，心臓手術中に，胸を切り開いた後，ゆっくりと取り付けるのが本来の人工心肺のあり方であるから，緊急時にはなかなか救急現場でアプリケーションを行うことは難しかった。そこで開発されたのが ECMO（PCPS）であり，経皮的に，大腿動静脈を穿刺することで比較的簡便に装着することが可能であり，このシステムの臨床応用により，救命率は飛躍的に向上してきた歴史がある。

しかしながら，PCPS システムは人工肺の部分も含有するので，ヘパリン化

† （前ページ）フレンチ（Fr）：カテーテルやドレーンなどの管のサイズ（太さ）を表す単位。1 フレンチ＝1/3 ミリメートル

を行っても，自ずとサポート時間に限界がある。また，人工心の部分を構成するロータリポンプは，体外循環用のものなので，24 時間を超える使用は原則として推奨されない。

残念ながら，24 時間以内にすべての心臓病が回復するわけではないので，循環補助が長期に必要とされる病態では，補助人工心臓，全置換型人工心臓，そして心臓移植などさらに強力な救命手段が必要になる。現在，COVID-19 のアウトブレイクにおける終末期の呼吸循環不全の最終的な治療法として，ECMO の役割が新たに注目されている[3)]。

11.2.3 人　工　心　臓

2005 年 7 月，東京女子医大において初の国産ロータリポンプ（RP）型人工心臓の臨床応用が報告され話題を呼んだ（章のはじめに示した写真（植込型補助人工心臓「EVAHEART」）参照)。単なる遠心力を応用した回転式ポンプである RP で代用できることからもわかるように，心臓は主に血液循環を司るポンプの役割を果たしており，全身から心臓に戻ってきた血液は肺循環に送り出された後，再び心臓に戻り，最後に全身へと送り出される[4)]。

したがって「人工」心臓とは，このポンプ機能を，機械的に補助，代行させるシステムと定義されるということになる。したがって，IABP，PCPS も，ポンピング機能に近い機能は保持していることになるが，一般に人工心臓として扱われるのは，補助人工心臓，全置換型人工心臓などである。欧米と比較して，心疾患が少ないと言われてきたわが国では，人工心臓にはそれほどの需要はないとも考えられてきたが，近年の食生活の欧米化などによる心血管イベントの増大や，高齢化社会の到来を向かえ，わが国でも人工心臓を含めた補助循環が必要になるような臨床現場における局面はますます拡大しつつあるのが現状であると言える。

世界的に見れば，人工心臓は大きく分けて 2 種類が臨床応用されている。一つは自分の心臓（心室部分）を取り除いて，二つの血液ポンプに完全に置換してしまうもので，**全置換型人工心臓**と呼称される。もう一つは自分の心臓は残して，心房や心室と呼ばれる場所から，血液を脱血してポンプで大動脈へ返血する**補助人工心臓**と呼ばれるものである。さらに補助人工心臓は，左心の体循環を補助する左心補助人工心臓，右心系の肺循環を補助する右心補助人工心臓に大別される。心筋梗塞などにおける重症の左心系のポンプ失調には，左心補助人工心臓が用いられ，肺高血圧症などで右心の肺循環が維持できない患者には，右心補助人工心臓が用いられる。また，左心補助人工心臓では，左心房からバイパスして大動脈へポンプ送血するタイプと，左心室から脱血するタイプの2種類がある。心臓手術後の一時的LOSでは，左心房から脱血して心機能を温存して，回復の後，補助人工心臓からの離脱を図る病態もあり，心臓移植までのブリッジでは，左心室脱血で，十分なポンプ流量を維持する病態もある。

〔1〕　**全置換型人工心臓**　まず全置換型人工心臓の歴史をひもとけば，1959年に阿久津らにより最初の人工心臓の動物実験が報告されて以来，人工心臓開発の目的は永久使用であった。しかしながら，出血，感染，多臓器不全，材料の耐久性など，さまざまな問題のためになかなか長期使用に耐えうるものが完成しなかった歴史がある。早くも60年代には，全置換型人工心臓の最初の臨床応用の報告があるが，移植心を待つ間の生命維持のための緊急避難的な要素が大きい症例であった。その後，動物実験の成績の向上を受けて，80年代初頭から本格的に臨床応用が開始された空気圧駆動型の全置換型人工心臓ジャービック7は，メディアなどにも大きく取り上げられ，「人工心臓」の存在を世に広めた功績がある。しかしながらジャービック7の臨床試験では，最長で620日の生存は得られたものの，全例に脳血栓症をきたし，到底QOLに優れた臨床試験成績とは言い難く，この技術の難しさもまたあらためて広まってきた。

2001年ケンタッキー州のルイビル大学で，完全植込型の全置換型人工心臓アビオコアの臨床応用が開始された。経皮エネルギー伝送システムの応用により完全植込型への進歩が見られ，空気圧駆動型のシステムのように，患者はエアチューブで駆動システムに固定されることはなく，感染の危険も少なくなった。しかしながら，現在のシステムはまだ大柄なアメリカ人男性には植え込めても，小柄な日本人には到底植え込むことはできない。そこで全置換型人工心臓に関しては，小柄な東洋人のための独自のシステム開発が進められている。

国立循環器病センターでは，NEDO（New Energy and Industrial Technology Development Organization，新エネルギー・産業技術総合開発機構）などのプロジェクトを介して小型植込型全置換型人工心臓のシステム開発が進められており，エレクトロハイドローリック方式で，シリコンオイルを介して油圧式に左右の人工心臓を拍動させるメカニズムにより，現在までに3ヶ月近い動物実験における長期生存に成功している。

東京大学では，東北大学，北海道大学，北海道東海大学，早稲田大学，九州大学などと共同で，医薬品機構のサポートを受けて波動型全人工心臓開発プロジェクトを進めている。

末期的な重症心不全のもう一つの治療法である心臓移植は，技術的にも長足の進歩を遂げ，治療法の一つとして確立されてきて，わが国でも脳死移植法案の成立により日常診療の中に位置を占めるに至っているが，ドナー不足が全世界的に見ても深刻な問題となり，移植症例は頭打ちとなりつつある。そんな中で登場してきたのが移植までのつなぎ（ブリッジ使用）としての人工心臓の応用である。ジャービック7の時代には，人工心臓本体が体内に植え込まれ，体外の大きな駆動装置とはケーブルで連結されていたが，この大きな機械は，少

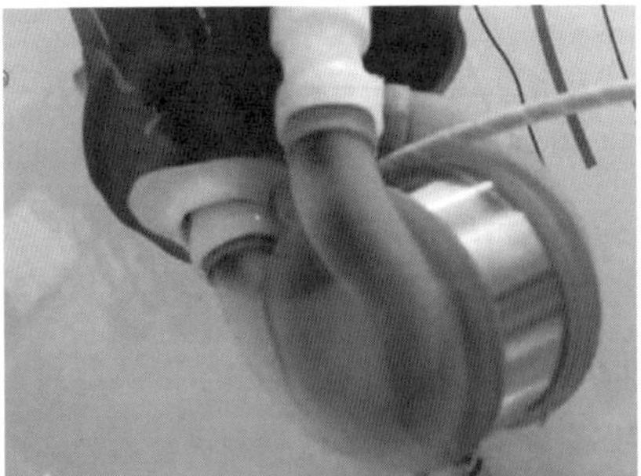

図 11.1　ヨーロッパで開発中の人工心臓

しずつ小型になり，アビオコアではついに完全植込型に至っている。しかしながら，大型のため東洋人には植え込むことが不可能なシステムである。

現在，米国ではクリーブランドクリニックが遠心ポンプ型の全置換型人工心臓，ヨーロッパではフランスやドイツが，拍動型の全人工心臓開発を進めている（**図 11.1**）。

〔2〕　**補助人工心臓**　　一説には，補助循環を必要とする症例の約 9 割は，補助人工心臓のみで循環の維持が可能であるとされる。補助人工心臓は開発当初は，主として心臓手術後の LOS に対するデバイスとして一時使用を目的に開発されたが，手術後の補助人工心臓適応患者でも，約半数は補助人工心臓から離脱できず，半永久的な使用が必須となる。そのために，長期的に臨床で用いられる補助人工心臓の目的は，大きくは二つに分けることができる。一つは半永久的に人工心臓に依存して血液循環を維持するもの（永久使用）であり，もう一つは心臓移植のドナー（心臓の提供者）が見つかるまでの一時的な使用を目的とするもの（ブリッジ使用）である。ブリッジ使用の場合でも，現在，わが国では心臓移植までの待機時間は平均 2 年半にも及び，永久的な使用を余儀なくされているのが現状である。

長期的な待機時間のブリッジ使用においても，また半永久的な補助人工心臓の応用においても超長期の植込みが前提になる以上，現在わが国で汎用される体外設置型の空気圧駆動型補助人工心臓（章のはじめに示した写真参照）だけでなく，完全植込型の，感染の危険がなく自宅に帰ることができるシステムの開発へ向かうのは時代の趨勢である。

完全植込型の補助人工心臓システムとしては，米国で開発されたノバコア（World Heart 社）とハートメイト（Thoratec 社）が先行していて，わが国でも臨床試験に供されたが，ともに，日本人の平均の体格の成人に植え込むにはやや大きく，70 kg 以下の体格の症例には推奨されない。

そこで，より小柄な体格の症例のために，遠心ポンプや軸流ポンプなどの無拍動ロータリポンプが臨床に供されて注目されている。最初に臨床応用されたのは，小型のスクリューをもつ軸流ポンプのマイクロメドポンプで（Micromed

社），その後，ジャービック 2000（Jarvik Heart 社），ハートメイト 2（Thoratec 社），インコア（Berlin Heart 社）などの軸流ポンプがつぎつぎに臨床に供され，世界中で競争されている。現在，ジャービック 2000 の最長の生存例は 5 年を超え，2005 年の米国人工内臓学会では，最長生存の患者が，自身の症例報告を，自身で行って注目を浴びた。

遠心ポンプはスクリュータイプの軸流ポンプと比較して，回転数が少なくて済むので，耐久性や溶血の観点で有利であり，世界中で開発が進められつつある。最初の臨床応用は，オースラリアからベントラコア（Micromedical 社）の報告が行われ，米国クリーブランドからコアエイド（Arrow 社），わが国のテルモ社もヨーロッパでデュラハート（Terumo 社）の臨床試験を開始した。2005 年に入り，ついに日本でも EVAHEART（Sun Medical 社）臨床試験が開始され，脚光を浴びた。

現在臨床に供される EVAHEART は，体重 50 kg のヤギの胸腔内に容易に植込み可能であった。特に送脱血カニューラがキンキングしないよう工夫が凝らされており，開発者が外科医ならではの手術の容易さが印象的なシステムである。東北大学でも長期生存実験を進め，2 年間を超える安定した成績で世界記録を突破した。臨床応用も進み，現在まで 200 例を超える患者の救命に成功している。

人工心臓は重症末期心不全の治療方法として着実に進歩しており，歴史を顧みると，米国でもわが国でも，創成期から現在に至るまで多くの日本人研究者が関わっており，わが国の功績が大きい分野である。

今後，わが国におけるますますの発展が期待される。

11.3　人　工　腎　臓

ドラマを見ていると，白髪で，恰幅《かっぷく》の良い医者が，「今晩が山です」とか，「会わせておきたい方がいたら…」などと，患者の命が危ないことをムンテラ（患者やご家族への病状説明）している映像をよく見かける。一見，この医者は患者の病気の状態を完璧に把握し，病気の変遷を完全に予測しているようにも見受けられる演出ではあるが，現実には，そんなに大したことをしているわけではないことも多い。

どの疾患でも，末期的な病態では，必ず多臓器不全をきたしてしまうので，急性腎不全のために尿が出なくなることが多いのである。重症の患者の尿の量さえ見ていれば，ある程度の病態を把握することができるというわけである。人体では，尿が出ないと，体にある意味での毒素がたまっていくので，通常2～3日しか生命を長らえることはない。

すなわち，「人工腎臓」あるいは「透析」と呼ばれる人工臓器により，人工的に「尿」を作成できなければ，患者は生きることができない。

2017年現在，わが国だけで33万人強が人工透析の治療を受けていると報告されており，毎年約1万人近くの患者が，腎機能の廃絶などで透析導入に至っている。総数は2021年前後に減少に転じるという予測もあるが，医療費削減計画ではほぼ必ず目の敵にされている。

人工透析が必要になる患者は，いわゆる慢性腎不全患者であり，慢性腎炎，また，糖尿病からの糖尿病性腎症，腎硬化症などは透析が導入される代表的な病気と言える。このほか，膠原病のような免疫疾患が原因となることもあり，これらの病気が悪化し，腎臓の機能が正常者の30％以下になると慢性腎不全の病期が始まり，老廃物が体内に蓄積していく。さらに病気が進行して腎不全の末期になると，いわゆる尿毒症の病態となり，肺水腫，中枢神経ならびに消化管の出血が起きることになり，ここまで来てしまえば，人工透析か腎臓移植をしなければ生命を維持していくことはできなくなってしまう。

一般的には，人工透析を導入する条件は，血清クレアチニンが8 mg/dL以上（病態による）と言われているが，全身的な症状を見て専門の医師が慎重に最終判断する。血清クレアチニンが10 mg/dLを超えても症状がなく平気な人もおり，きわめて個人差が大きい。

慢性腎不全に対する透析の療法としては，代表的には，二つの方法論がある。一つは，体内にたまった老廃物や毒素をダイアライザという体外にある機械（人工腎臓）でろ過する**人工透析**（**血液透析**）であり，もう一つは，お腹の中にある「腹腔」と呼ばれる空洞に「透析液」を注入し，腹腔を取り巻く「腹膜」と呼ばれる膜を利用して透析を行う連続携行式**腹膜透析**（continuous ambulatory periotoneal dialysis，**CAPD**）である[5)]。

11.4　人　工　食　道

原作も，もうずいぶん古くなったが，何度もリバイバルで制作されるテレビ番組『白い巨塔』の物語では，主人公は「食道がん」手術の権威者という設定になっている。物語の主人公が得意とするくらい，食道がんの手術が難しい手術であることは，医学が進歩した現在でもあまり変わりはない。あらゆるがん手術の中でも，食道がんの手術は最も困難な手術の一つである。その理由の一つには，食道の切除後の再建の問題がある。

がんにおかされた食道は切除できても，切除したままでは食物を飲み込むこともできないので，食道の代用として胃か腸管を用いる。胃か腸を吊り上げるか，切り離して，食道の部位に植え込むことになるが，そのためには開腹手術が必要になる。さらに，ただ切り離すだけでは消化管は壊死してしまうので，栄養血管ごと保存的に移植しなければならないので手術時間も長引き，手術は非常に困難を伴う。食道がんの切除のためには開胸手術が必要になる場合が多い。開胸して食道がんを切除し，開腹して消化管を切り離し，栄養血管に気を配りながら食道のあった位置にていねいに再建用の消化管を移植して，縫合不全を起こさないように細かく縫合するわけになるので，手術時間は長引き，侵襲は大きく，高齢者や呼吸機能に問題がある患者には手術を行うことができない。

もしも人間の食道の代用に使える「**人工食道**」が存在すれば，開腹の必要はなくなり，手術は飛躍的に簡略化する。さらに，もしも胸腔鏡で植え込むことができるような小型の人工食道が完成すれば，手術適応は大きく拡大し，高齢者への手術も可能になり，社会復帰を促すことができるので，ICU（intensive care unit，集中治療室）に寝たきりの集中治療を鑑みれば，大きな医療費節約にもなり，社会的にも大きな福音になる。しかしながら，現在までに実用可能な人工食道は開発されていない。ここで，**図 11.2** に人工食道のコンセプトを示す。

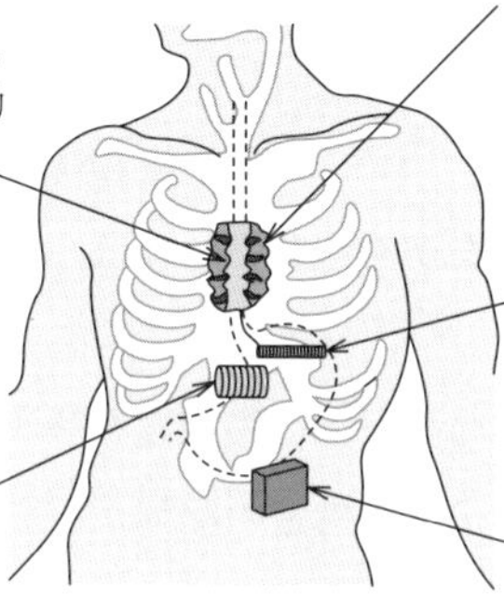

図 11.2　人工食道のコンセプト

食道は，単に食物を通す管ではなく，自らも蠕動《ぜんどう》運動によって食物を輸送している。試しに逆立ちして物を飲み込んでみても，人間は重力に逆らって蠕動運動により食物を飲み込める。蠕動機能の不全は，食物の誤飲などに結び付きやすい。高齢者の場合は，食物の誤飲により物が気管に入れば，感染から容易に誤飲性肺炎に直結して死の転帰をとりやすい。

すなわち，この蠕動の機能がなければ本当の意味での「人工食道」とは言い難い。僭越《せんえつ》にも「人工食道」と名づけられたただの「管」は存在するが，これまでに，植込み可能で食物を飲み込むことができる「人工食道」は発明されてこなかった。

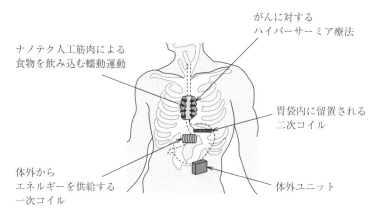

これまで，食道において蠕動運動を行う方法論についてはいくつかの提案が行われてきた。Web サイトなどを検索してみてもさまざまな方法論が提案されており，モータを人工食道の管の脇に置いて扱《しご》いて食物を送る方法，螺子《ねじ》を食道内に通して，食物を突き刺して移動させる方法などが提案されている。しか

しながら，胸腔の中には食道以外に，肺も気管も心臓も存在する。多少スペースに余裕がある腹腔内とは異なり，胸腔内にはモータを置くスペースなどまったくないと言っても過言ではない。ましてや螺子を使うなど現実性はない。実際，人工心臓の開発でも，駆動アクチュエータを置くスペースがないので，腹腔内にモータを置く方向性が研究されて説得力を持っているのが現状である。

限られた胸腔内のスペースで蠕動運動を行うために，形状記憶合金アクチュエータが注目されはじめている。形状記憶合金は，体積比で人間の筋肉の約1 000倍の効率をもつと報告されており，人工臓器には最適なアクチュエータ候補の一つである。しかしながらこれまでには，その耐久性の問題がリミティングファクタになっていた。

近年のナノテクノロジーの発展はこの問題を解決しつつある。すなわち，通常の形状記憶合金では，分子結晶構造の配列が不揃いで，形状変形時にすべての方向に力が揃わないので，部分，部分にヒステリシスがかかる。これが耐久性を制限する主な要因になっている。この問題は，分子結晶のナノレベル配列を改善することによって解決されつつある。

図11.2に示したように，従来型のナノレベル分子結晶配列は不整があり，力のかかる方向性が整わないが，ある特殊なナノテクノロジーの方法論でナノレベル結晶配列を整合させると，変形量も大きくなるだけでなく耐久性が3桁上昇する現象が確認されている。通常の従来型形状記憶合金より2桁から3桁上の耐久性の恒常が報告されている。

「学ぶ」という単語は「真似ぶ」という単語から発したという説があるが，人工臓器の歴史は，人体の臓器の機能を真似して人工物で再現することの繰返しであった。歴史に準じ，人体の食道の蠕動運動を数値化して解析し，運動をシミュレートすることを目標に人工食道の動きの具現化が進められている[6)]。

11.5 人 工 括 約 筋

大腸がんの切除手術の後は，人工肛門が増設される患者が多い。これは大腸がんの発生頻度が直腸に近い部位に多いので，括約筋までがん細胞が浸潤している場合が多く，がん細胞を残さないためには仕方がない面もある。しかしながら括約筋を切除されると，排便のコントロールが不可能となる。そこで，腹壁に人工肛門が増設されて，排便が行われることになる。人工肛門には，括約筋が存在しないので，排便をコントロールすることは不可能である。したがって現状では，腹壁に袋を貼り付けて排便を受け止めることになる。当然，袋が外れる場合も想定しなければならず，残念ながら患者のQOLは制限される側面は否定しきれない。そこで，人工肛門の患者の**排便をコントロールするための「人工括約筋」**が開発されている。システムは，簡便な形状記憶合金で構成されるシンプルな構造をもつ。

形状記憶合金はシンプルなアクチュエータとして知られ，計算すると体積効率にして人間の筋肉の約1 000倍の高効率になるとの報告もある。

図11.3に示すように，形状記憶合金を変形させることにより排便を制御するきわめて簡単化されたデバイスで，簡単に体内に植え込むことができる。

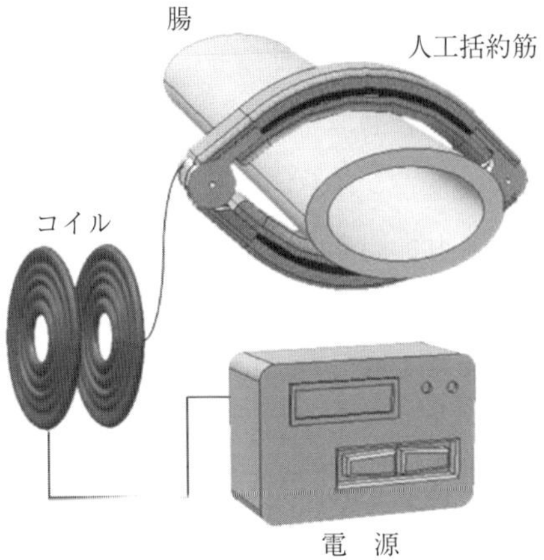

図11.3　植込型人工括約筋

エネルギーはナノ粉体により磁気シールディングを行った経皮エネルギー伝送システムを介して高効率に伝送され，無菌的に排便をコントロールできる。

すなわち，このシステムでは，必要があるときに患者はトイレに向かい，必要な時間，経皮エネルギー伝送システムを使うことにより患者自身で排便をコントロールすることができるので，QOL の飛躍的上昇が期待できる。

現在，試作品の慢性耐久性実験を動物実験で行っており，良好な成績を収めているので将来の臨床応用が期待される。

11.6　ナノテク人工心筋

年金問題が選挙の争点に上る昨今であるが，わが国に否応なく到来する高齢化社会においては，心不全などのハンディキャップをもつ高齢者の社会復帰も強く望まれることになる。現在は，重症心不全では人工心臓か心臓移植しかないが，移植臓器の不足は深刻で人工心臓への期待が大きくなりつつある。しかしながら，現在欧米で開発されているシステムは日本人に植え込むには大きすぎ，欧米で開発されつつある人工心臓，補助人工心臓の実物を見れば，日本人の小柄なおばあさんに植え込むことなどはまったく考えられない。

心不全患者において，何をサポートするべきかについて，病態生理学的に根本から考察してみれば，循環を補助するのに心臓を丸ごと摘出したり，ポンプを植え込む必要は必ずしもない。救急における心臓マッサージの原理を考察すれば，心臓は外から圧縮することにより比較的容易に拍出を維持できうることは広く知られた事実である。開胸心マッサージにおいては，心臓を手で握ることにより，十分な血圧と血液循環が得られている。

そこで，東北大学で進めている人工心筋プロジェクトでは，心室を外側から直接圧迫することにより心拍出を維持するまったく新しい循環補助装置の開発を目的にしている。

開発中のナノセンサを駆使して心筋の機能と血行動態を探知し，ナノマイクロプロセッサをもつ制御チップで補助循環の必要性を計算するインテリジェント制御機構の付いた超小型の人工心筋を開発し，心不全に苦しむ患者に，簡単にアプリケーションすることが可能な超小型デバイスをナノテクの応用により開発する。

人工心筋は，人工心臓のようにつねに拍動していなければ血栓形成の危険のあるポンプシステムではなく，必要なときに必要なだけアシストするデバイスなので耐久性も大きく期待される。ここで開発される制御メカニズムは，この人工心筋だけでなくさまざまな人工臓器へ応用が可能であり，内外で開発中の人工心臓にも新しいアプリケーションとして応用できる汎用性の高いものになる。

開発の目標にした**ナノテク人工心筋**は，超小型アクチュエータで心筋の拍動を補助するシステムである。人工心筋は心臓の外面に装着されるので従来の人工心臓のように血栓の危険もなく，人工弁の耐久性の問題もない。必要がないときは，自己心の収縮に任せるので耐久性の向上も期待され，メカニズムがシンプルなので小型軽量化も可能である（**図 11.4**）。

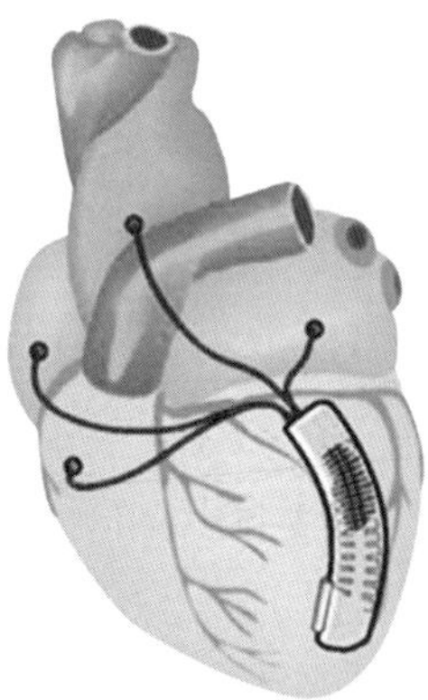

図 11.4　ナノテク人工心筋概念図

アクチュエータとしては，比較的軽症の患者のために，現在，特許申請中の形状記憶合金，形状記憶樹脂を用いたマイクロマシン化が可能なペルチェ運動素子，およびモータ駆動型も開発の視野に入れており，最終的には，人工心筋自体のナノマシン化も目標とするものである。

解剖学の教科書をひもとけば，心筋の走行は3層に別れ，それぞれが機能性をもって全体の収縮性に貢献していることがわかる。心筋梗塞患者では部位や場所によってさまざまな障害を受けることが報告されているので，解剖学的に最適の方向性に縫い付けて病態生理学的に有効な拍出が得られる可能性が示唆されたものと思われる。

広範前壁梗塞などの病態を省みれば，広い面積における心筋収縮サポートが必須になることは論を待たない。そこで広範囲の心筋梗塞患者および拡張型心筋症患者のために，ボールスクリューモータによるダイレクトドライブを試みた。この方法論の採択にあたっては，ソフィスティケイトされた方法論で心臓にアクチュエータを固定する必要がある。

よく知られるように，心臓手術時には緊急事態がよく起こりうるが，最近スタンダードになりつつある心拍動下の冠動脈バイパス手術などにおいては，虚血にさらされてきた心臓に負担をかける手術になりながら，体外循環を行っていないので，ふとした弾みに心室細動から心停止に至る可能性が非常に高く，難易度も高い。このような緊急時に簡単にアプリケーションすることができる人工心筋システムが存在すれば，臨床的にもその意義付けはきわめて大きなものがある。そこで手術中のアクシデント的な心停止の場合でも，速やかに心室に装着することが可能なシステム開発も進めている[7]。

11.7　お　わ　り　に

ここまで述べてきたように，先進的な医工学技術を応用することによって，さまざまな人工臓器の開発が具現化する可能性が期待される。

本質的には人間の体の中には余剰スペースは存在せず，植え込まれるスペースは小型で軽量であればあるほど望ましい。したがって，ナノテクノロジの進展は人工臓器開発の現場でこそ最も望まれるテクノロジである。

このような観点から，先進的なナノテクや，マイクロマシン技術などを駆使した新しい人工臓器の今後の発展がますます期待される。

引用・参考文献

1)　山家智之：医工学連携による内科学の発展　日本唯一の医工学研究科における内科学への展開　零戦から新しい診断法まで，日内会誌，**106**，9，pp.1789-1795

(2017)

2) 正木秀人，竹田泰雄，八坂文一：当院における IABP（大動脈内バルーンポンプ）使用経験，厚生年金病院年報，**11**，pp.67-70（1985）

3) 川名明彦，三笠桂一，泉川公一：新型コロナウイルス感染症（COVID-19），日内会誌，**109**，3，pp.392-395（2020）

4) 山崎健二，木原信一郎，斉藤聡，富岡秀行，津久井弘行，宮城島正行，斉藤博之，佐々木英樹，小林健介，石井光，渡辺成仁，梅津健太郎，新垣正美，市原有起，田鎖治，川合明彦，西田博，青見茂之，遠藤真弘，黒澤博身：本邦開発の体内埋込型人工心臓の現状と未来　本邦発体内植込み型遠心ポンプ EVAHEART の臨床治験について，呼吸と循環，**53**，9，pp.S6-S8（2005）

5) 峰島三千男：血液透析は一度始めると止められないのか？，Clinical Engineering，**13**，4，pp.319-323（2002）

6) 山家智之，堀義生，渡辺誠，白石泰之，井口篤志，田林晄一，芳賀洋一，江刺正喜，吉澤誠，田中明，松木英敏，佐藤文博，川野恭之，羅雲，高木敏行，早瀬敏幸，圓山重直，仁田新一，佐々田比呂志，佐藤英明，本間大，前田剛：ナノバイオマテリアルを応用した人工食道の開発，G.I.Research，**13**，4，pp.271-276（2005）

7) 白石泰之，金子芳一，金野敏，劉紅箭，山家智之，佐藤優太，馬場敦，藤本哲男，梅津光生，本間大：人工心筋と生体の適応，適応医学，**13**，2，pp.2-8（2010）

12　埋植型電子機器

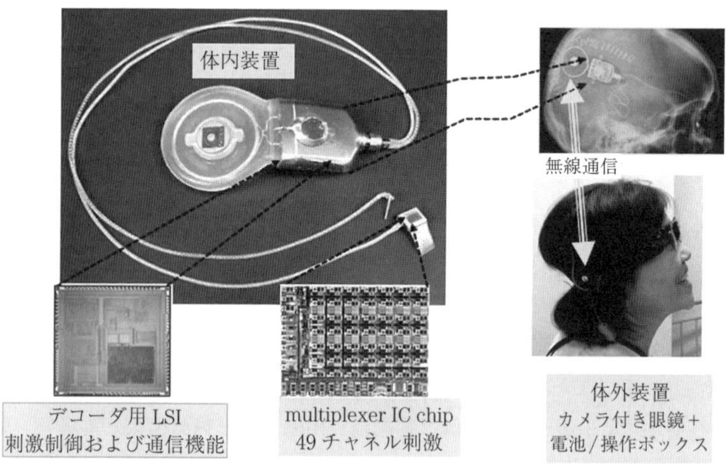

埋植型電子機器（implantable device）には，ペースメーカや**人工内耳**など一般的な医療機器として広く普及しているもののほかに，開発中のものとして，**人工網膜**などがある。本章では，人工内耳および人工網膜について概説する。**聴覚**や**視覚**を失った患者に，感覚を取り戻すためのデバイスが，人工内耳，人工網膜である。障害のあるセンサの部分として，人工内耳では内耳**有毛細胞**がマイクロフォンに，人工網膜では**視細胞**が CCD（charge coupled device）に置き換えられる。センサからの情報は，信号処理され，残存する感覚神経の二次ニューロンの周囲に置かれた電極に伝えられる。各電極に適切な電流を流して神経を刺激することにより，聴神経，視神経に活動電位が発生する。この情報が，聴覚・視覚中枢に伝達されることにより，人工的な聴覚，視覚が発生する。得られた人工聴覚，**人工視覚**は自然な感覚とかなり異なった感覚なので，日常生活に役立てるためには，リハビリテーションが必要となる。工学的な観点から重要なのは，電流による組織損傷を回避すること，ノイズの発生を抑制すること，およびデバイスの安定性を確保することなどである。

12.1 人　工　内　耳

人工内耳（cochlear implant）は，世界で広く使われている埋植型電子機器で，2011年までに世界中で約22万人に埋め込まれている[1)]。人工内耳のシステムは，マイクロフォンで外部環境から音波を受信し，音波信号をプロセッサに送信する。プロセッサは音波をデジタル化し，それらを別々の**周波数帯域**に分割する。デジタル化された信号は，蝸牛の対応する周波数領域に送られ，電極が刺激される。例えば，蝸牛の基底近くの神経が刺激されると，高い音が聞こえ，先端部に近い神経が刺激されると，低い音が聞こえる（**図12.1**）。人工内耳の電極数は，二十数個で内耳有毛細胞の数千と比較して，分解能は理論的には不十分である[2)]。

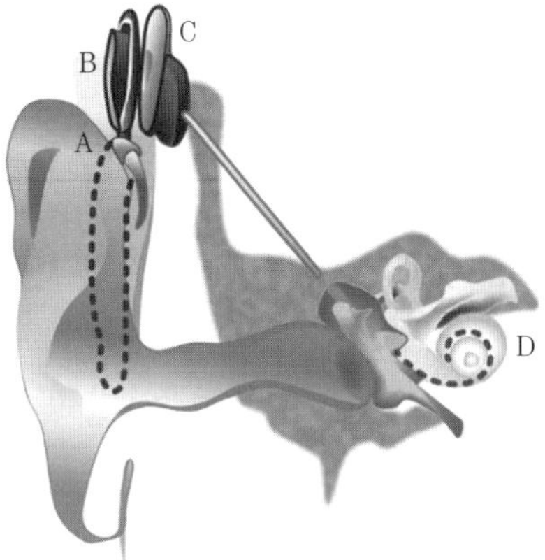

マイクロフォン（A）は外界の音を受信し，マイクロプロセッサ（B）でデジタル信号に変換し，各周波数領域に分割して体内装置（C）に伝送する。最終的に内耳に挿入された電極が各周波数領域に対応する部位の聴神経を刺激して，人工的な音が知覚される（D）。

図12.1　人工内耳の模式図

人工内耳移植後，人工内耳による聴覚体験を積むうちに，徐々に言語知覚スコアは改善する。スコアは通常，最初の3～12ヶ月間は改善を続ける[3)]。この期間は，まばら（sparse）な入力に脳が適応するための時期と言える。これらの結果は，言語を習得した後に聴力を失った患者に対するものである。小児が18ヶ月以下で人工内耳を移植された場合，言語の獲得は，言語を習得した後に聴力を失った患者の結果と同じくらい良好だが[4)]，2～3歳で移植された小児の結果は，通常18ヶ月以下で移植された患者よりも悪く，4～6歳の後に移植された小児の場合，結果はさらに不良である。

人工内耳のパフォーマンスの向上は，脳の感受性期と可塑性に関係する。人工内耳の性能を最大限に引き出すには，電気工学，信号処理および認知神経科学の協調が必要である。

12.2 人工視覚

12.2.1 網膜の構造

眼に入った光は，網膜の視細胞（**桿体**および錐体）にある光受容器で吸収される。光受容器で光のエネルギーは電気信号に変換され，さらに網膜内の情報伝達系で処理され，網膜神経節細胞から視神経を経て視覚皮質に送られる（**図 12.2**）。この経路のどこかに障害が起きると，視力が低下し重篤な場合には失明に至る。人工網膜は，視細胞が広範囲に変性しているが，網膜の神経節細胞は残存している状態の網膜疾患に適応される。網膜色素変性症（RP）お

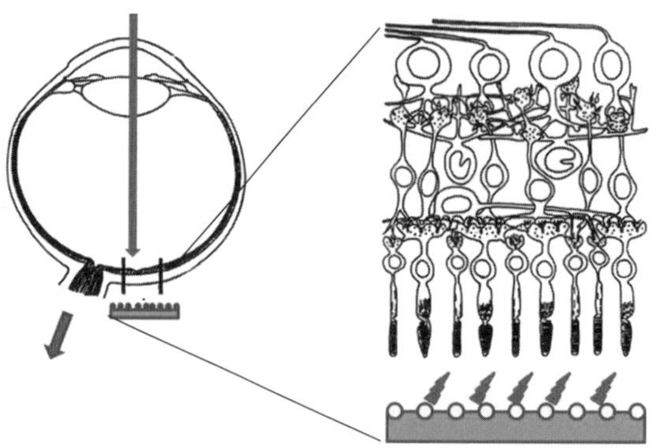

視細胞は網膜の最外層に位置し，光信号を電気信号に変換する。電気信号は網膜の内層で信号処理された後，視神経の起始細胞である網膜神経節細胞から出力され**大脳皮質視覚領**に伝えられる。人工網膜では，電極は視細胞が広範に障害された**網膜**の上または下に埋植され，電流刺激により網膜内層の神経（主として神経節細胞）を興奮させることにより，疑似的な光覚を生じる。

図 12.2　網膜の構造と人工網膜による刺激

よび加齢黄斑変性症（AMD）は，人工網膜の適応となる代表的な疾患である。網膜の出力細胞である，網膜神経節細胞が障害される緑内障は，人工網膜の適応はなく，皮質刺激型人工視覚が適応される。

12.2.2 人工視覚システムの構成

人工視覚システムは，体外装置と体内装置から構成される。体外装置では，CCD カメラで外界の映像を撮像し，得られた画像情報は信号処理され体内装置に無線で送信される。電力も同じ無線システムで電送される。体内装置では，送信された信号が**アナログ信号**に**デコード**され電流が個々の電極に送られる（**図 12.3**）。人工網膜で，網膜下に電極を置く方式では，外部 CCD カメラのかわりに埋込み型微小電極板に設置されたフォトダイオードで撮像する。

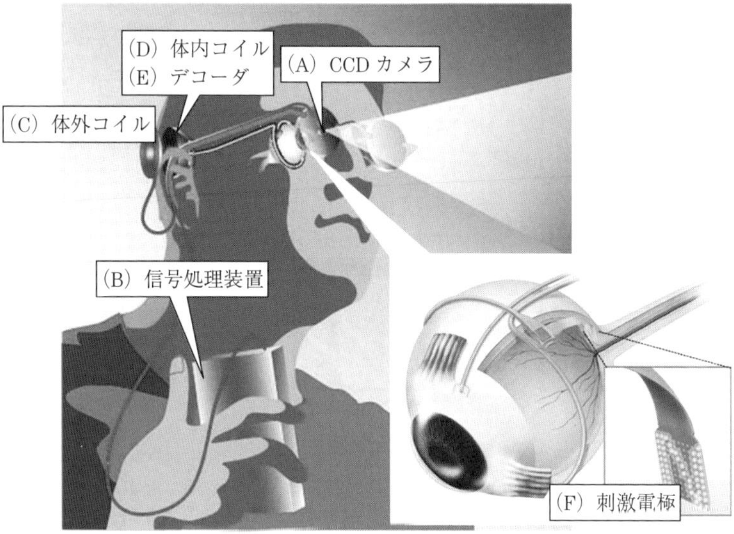

体外装置は CCD カメラ（A），信号処理装置（B），体外コイル（C）から構成される。電気信号と電力は，体内装置に無線で伝送される。体内装置は，体内コイル（D），**デコーダ**（E），刺激電極（F）で構成される。デコーダでは伝送された信号を電流信号に替え，各電極に伝える。刺激電極は網膜上，網膜下，脈絡膜上，視神経，または大脳皮質視覚領に置かれる。

図 12.3 人工網膜の模式図

12.2.3 人工視覚で知覚される映像

人工視覚システムを埋植された患者は，白色の点で構成されたパターンを知覚する。知覚される映像の質は，電極の数とトーン（濃淡の度合い）によって決まる。患者がコップを見たとき，CCD カメラがカップの画像を取り込み，背景の明るさに応じてゲインが調整される。グレートーンを調整した後，電極の数に応じてピクセル化される。患者がカップの輪郭をはっきりと見たい場合には，輪郭強調のモードが使われる（**図 12.4**）。人工視覚を用いて患者によって知覚される指の模擬画像を**図 12.5** に示す。より多くの画素およびグレートーンレベルを用いると，患者はより鮮明な像を見ることができるが，指の数の識別には 4 階調のグレースケールと 100 ピクセル程度で十分と言える。

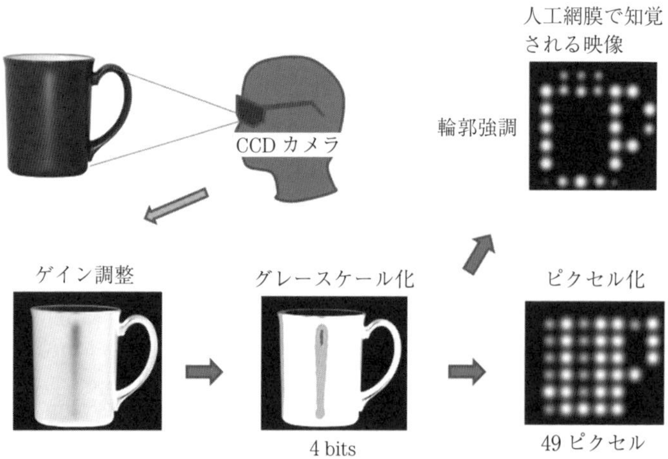

CCD カメラで撮像された像は輝度が調整され，グレートーンの調整も行われる。処理されたデータは電流信号に変換され，各電極に送られる。必要に応じて，輪郭強調モードも使用される。網膜が各電極で電気刺激されると，白色の点の集合体が像として知覚される。

図 12.4　人工網膜を埋植した患者が知覚する像のシミュレーション

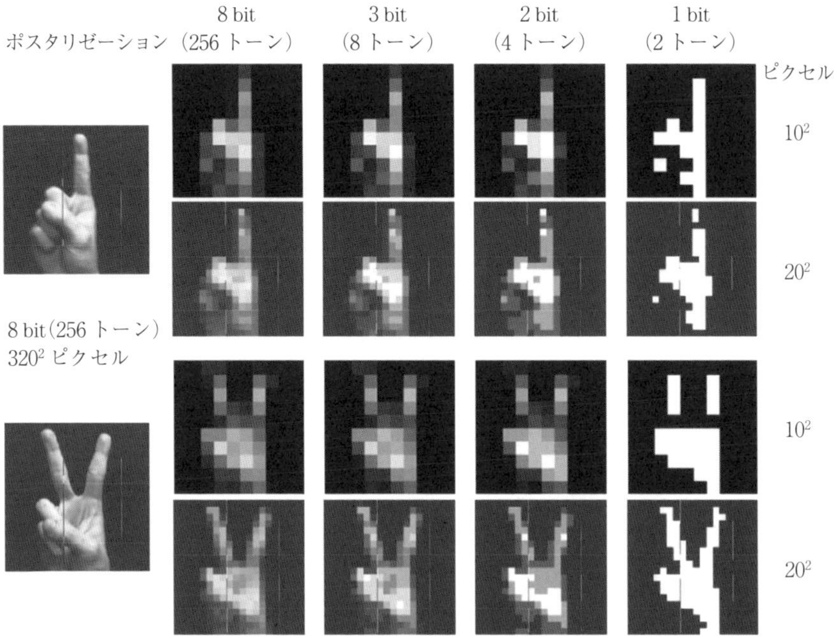

指の数は，100 ピクセルあれば判別可能である。トーンの数も 4 あれば，指の弁別は可能である。

図 12.5 ピクセル数（電極数）およびグレートーンの階調を変えて，人工網膜で指を見た場合に知覚される画像のシミュレーション

12.2.4 人工視覚システムの種類

人工視覚は，皮質刺激型人工視覚と網膜刺激型人工視覚とに分類される。皮質刺激型人工視覚は，末期緑内障や重篤な視神経症のような，網膜神経節細胞が損傷を受けた疾患に適用される。網膜刺激型人工視覚は，視細胞が広範に傷害されているが，網膜の内層の神経が保存されている疾患に適用される。

〔1〕 **皮質刺激型人工視覚** 皮質刺激型人工視覚は 1970 年に Brindley の先駆的な研究の後，Dobelle が本格的な開発を行った。Dobelle は，64 チャネルの皮質電極を後頭部視覚皮質の表面に配置し，盲目の患者が，視力に換算して 0.016 の文字視標（5 フィートの位置）を認識できたと報告した[4]。大脳

皮質の表面から電流刺激をする場合，てんかん発生の危険性があることが問題となる。視覚皮質の大部分は，大脳皮質の表面から離れた鳥距溝内に位置しているので，視覚を誘発するためには，表面電極からの強い電流刺激が必要となり，てんかん発生のリスクが高くなる。この問題を回避するため，近年，鳥距溝内に平面電極を置く方法（Second Sight 社の Orion）が開発され，臨床試験が開始されている。また，皮質を貫通する電極（ユタ電極）を用いる刺激方も開発されている。ユタ電極アレイは，先端に白金電極をもつ複数の針型電極で構成されている[5)]。現在，米国シカゴおよびオーストラリアのグループで治験の準備が進んでいる。スペインのグループはユタ電極を用い，有線で８ヶ月の臨床試験を行い，疑似視覚が得られたことを発表している。

〔2〕　**網膜刺激型人工視覚（人工網膜）**

（1）　**網膜上刺激方式**：網膜上刺激方式では，電極アレイは網膜の神経線維層上に配置される（**図 12.6**（a））。

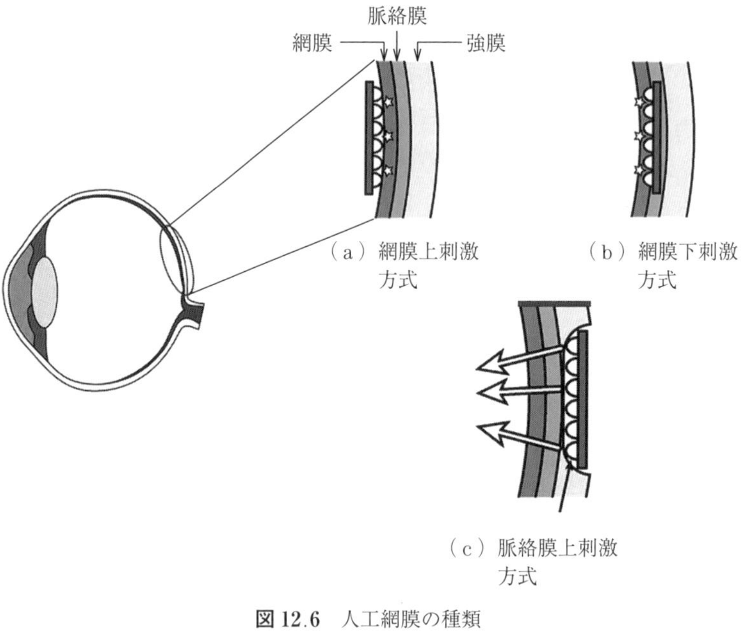

図 12.6　人工網膜の種類

Humayun らは 60 チャネルの微小電極をもつ ARGUS II（Second Sight 社）を開発し[6)]，米国食品医薬品局（FDA）の認可を受けた。このシステムを埋植した患者は，黒色の背景の上に白色の視標を提示し，指で視標の中心をポイントさせる課題（到達運動試験）において，system off の状態よりも system on の状態でよい成績を示した。患者の 7 割は重篤な有害事象（SAE）を示さなかった。最も多かった SAE は，結膜の離開であるが，再手術で治療された[7)]。網膜上人工網膜の利点は，臨床試験の長い歴史があり，装置の安定性が比較的よいことである。

（2）　**網膜下刺激方式**：網膜下刺激方式では，電極アレイは視細胞層の下に配置される（図 12.6（b））。微小光電変換素子が光を捕獲し，誘起された電流は網膜神経節細胞を刺激する。このシステムの利点は，刺激電極が各微小光電変換素子に隣接して配置されているので，受光した場所と同じ場所で網膜を刺激できることである。Zrenner らは，5 mm 角のチップ上に 1 500 個の電極を有する網膜下型人工網膜を開発した。チップを 9 人の盲目の患者に網膜下に移植した。3 人の被験者は自発的に文字を読むことができたと報告され[8)]，得られた最高視力は 0.037 であった。これらのデータは，網膜下インプラントが日常生活に役立つ視覚機能を回復することができることを示したが，デバイスの長期安定性に課題を残した。

近年，フランスの Pixium Vision 社が新しいタイプの網膜下型人工網膜を開発した。378 個の微小光電変換素子を配置した電極アレー（直径 2 mm）に対して，CCD カメラでとらえた映像を赤外光刺激に変換し，ゴーグルを介して光刺激する方法である。加齢黄斑変性の患者の，障害された中心視野に電極を埋め込むと同部位に光覚が得られたと報告された。本法の利点は，手術手技が比較的シンプルなことである。今後，加齢黄斑変性に対して適応する場合，残存視覚と人工視覚をマッチさせることが問題となる。

（3）　**脈絡膜上刺激方式**：刺激電極を強膜ポケット（日本）または脈絡膜上腔（オーストラリア）に設置する新しい人工網膜が開発された（図 12.6（c））。大阪大学では，9 極の脈絡膜上刺激方式で，2 人の患者に対する埋植術が実施され，2人とも疑似光覚が得られ，対象物の位置の認識向上など，有効性が認められた[9)]。その結果を受け，さらに電極数を49極に増加した第二世代システムが開発された（**図12.7**）。2014年から3例の網膜色素変性患者に対する手術が実施され，約1年間にわたる経過観察が実施された。全員で疑似光覚が知覚され，3例中2例で白線に沿った歩行の改善や，対象物の位置の認識向上などの有効性が認められた[10)]。

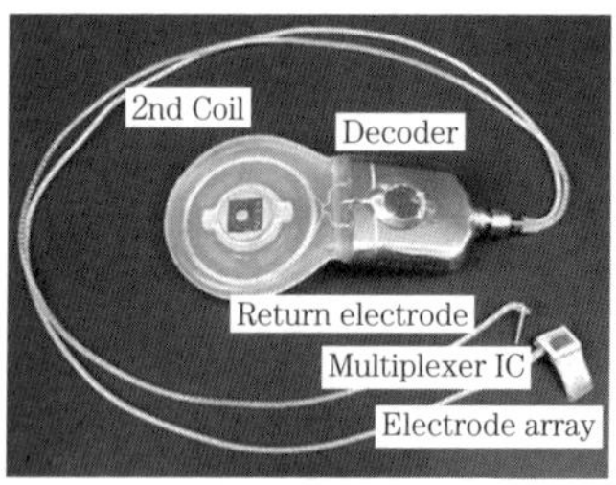

（a）体内装置

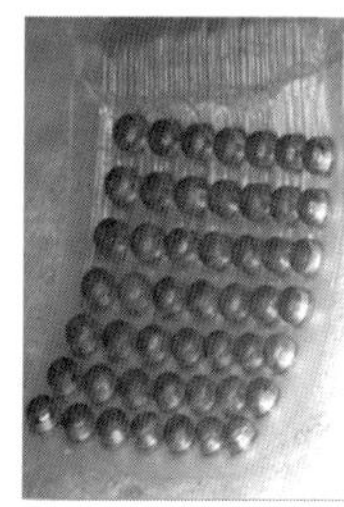

（b）49極電極板

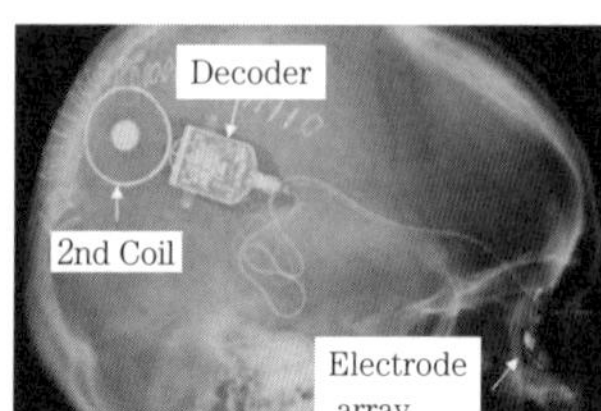

（c）埋植後の頭部X線画像

図12.7　脈絡膜上刺激方式（大阪大学方式）

オーストラリアのグループは，44極の微小電極アレイを3人の網膜色素変性症の患者の脈絡膜上に埋植し，全員から疑似光覚が得られたと報告している[11)]。電極板の脈絡膜上配置の利点は，電極が網膜に接しないので，術中，術後の合併症が少ない点，および電極の固定がよいので，長期の安定性が確保される点である。このアプローチの限界は，電極が網膜から遠くにあるため，より高い電流が必要とされ，分解能が制限されることである。

12.3 人工網膜の課題

刺激された神経の**受容野**がCCDカメラでとらえられた視野と一致しないと，定位の誤認（対象物の方向の誤認）が起きる。電極が網膜上または脈絡膜上に埋植された患者では，視線が視標の方向に一致しないと，人工視覚で知覚される視標の方向とCCDカメラでとらえた視標の方向が異なるためである。また，網膜上に電極がある場合，電極が網膜の表層を走る神経線維を刺激すると，神経線維の起始細胞である網膜神経節細胞の位置が刺激部位と異なるため，定位の誤認が起きる。そのような場合，視覚リハビリテーションが必要になる。

12.4 お わ り に

埋植型電子機器（implantable devise）として，人工感覚器（人工内耳，人工網膜）について概説した。人工内耳は聴覚障害者の言語回復のための機器として実用化されているが，人工網膜は実用化しつつある段階である。人工網膜を埋植した患者さんは，到達運動や，線に沿って歩くことなどが可能になることが示されている。患者さんの生活の質の改善を達成するためには，外科的処置および技術的進歩の改善だけでなく，効果的なリハビリテーション法の開発が必要である。今後の課題は，完全な盲でなく残存視覚がある場合，日常生活の活動において人工網膜を使用することによって，利益を得ることができるように解像度を改善することである。別の課題は，患者が杖の助けを借りずに歩くことができるように視野を拡大することである。

引用・参考文献

1) Wilson BS, Dorman MF, Woldorff MG, and Tucci DL：Cochlear implants, matching the prosthesis to the brain and facilitating desired plastic changes in brain function,

Schollellborg J, Ganviczallli M, and Donielsell N (Eds.)Progress in Brain Research, **194**, pp.117-129 (2011)

2) Rubinstein JT：How cochlear implants encode speech, Curr Opinin Otolaryngology & Head and Neck Surgery, **12**, pp.444-448 (2004)

3) Helms J, Mueller J, Schon F, Moser L, Arnold W, et al.：Evaluation of performance with the COMBI 40cochlear implant in adults, A multicentric clinical study, ORL, loumal for Oto-Rhino-Laryngology and its Related Specialties, **59**, pp.23-35 (1997)

4) Dobelle WH：Artificial vision for the blind by connecting a television camera4 to the visual cortex, ASAIO J., **46**, pp.3-9 (2000)

5) Maynard EM, Nordhausen CT, and Normann RA：The Utah intracortical electrode array, a recording structure for potential brain-computer interfaces, Electroencephalog Clin.Neurophysiol, **102**, pp.228-239 (1997)

6) Humayun MS, de Juan EJ, Dagnelie G, et al.：Visual perception elicited by electrical stimulation of retina in blind humans, Arch. Ophthalmol, **114**, pp.40-46 (1996)

7) Humayun MS, Dorn JD, da Cruz L, et al.：ArgusII Study Group. Interim results from the international trial of Second Sight's visual prosthesis, Ophthalmology, **119**, pp.779-788 (2012)

8) Stingl K, Bartz-Schmidt KU, Besch D, et al.：Artificial vision with wirelessly powered subretinal electronic implant alpha-IMS, ProcBiol Sci., **280**, 1757, 20130077 (2013)

9) Fujikado T, Kamei M, Sakaguchi H, et al.：Testing of Semi-chronically Implanted Retinal Prosthesis by Suprachoroidal-Transretinal Stimulation in Patients with Retinitis Pigmentosa, Invest Ophthalmol Vis Sci., **52**, pp.4726-4733 (2011)

10) Fujikado T, Kamei M, Sakaguchi H, et al.：One-Year Outcome of 49-Channel Suprachoroidal-Transretinal Stimulation Prosthesis in Patients with Advanced Retinitis Pigmentosa, Invest Ophthalmol Vis Sci., **57**, pp.6147-6157 (2016)

11) Ayton LN, Blamey PJ, Guymer RH, et al.：Bionic Vision Australia Research Consortium, First-in-human trial of a novel suprachoroidal retinal prosthesis, PLoS One, **9**, 12, e115239 (2014)

13　体内埋込み型ブレインマシンインタフェース

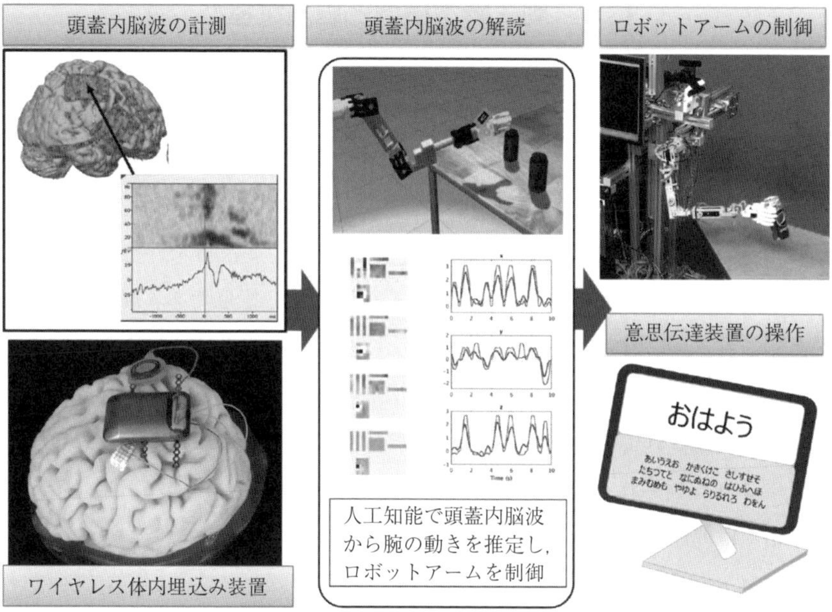

ブレインマシンインタフェース（**brain-machine interface**，**BMI**）とは，脳と機器の間で情報をやり取りして神経機能を代替，回復，改善する技術である[1)]。BMIは情報の方向性により，出力型と入力型に大きく二分される。出力型BMIは脳信号を計測して**機械学習**などの技術で解読（デコーディング）して，脳からの情報を解読し，外部機器を操作することにより，失われた神経機能を代行する。一方，入力型BMIではセンサで取得した外界の情報をコンピュータで適切な信号に変換（コーディング）して脳を刺激することにより，人工的に感覚を誘発する。聴性脳幹インプラントや人工視覚がこれにあたる。出力型BMIは，神経難病や脊髄損傷，脳卒中などによる重症身体障がい者の運動・意思疎通障がいを補助・代行するために，臨床応用を目指して世界中で研究開発，臨床研究が行われている。電極を

頭蓋内に留置することにより，正確な脳信号を計測することができ，高い性能が得られる。長期間，在宅でも利用するためには体内に装置を埋め込む必要がある。体内埋込み型 BMI では，人工知能，電子工学，ロボット工学など種々の工学技術を融合して，身体障がい者の機能障がいを再建する医学に応用する。本章では，出力型の体内埋込み型 BMI について概説する。

13.1　刺入針電極型と脳表電極型

頭蓋内電極を用いる体内埋込み型 BMI は，刺入針電極型と脳表電極型があり，埋込み手術を必要とするが，高い性能を達成できるため，機能代替を目的とした臨床応用に適している。

刺入針電極型では微小な針電極のアレイを刺入する。刺入針電極からは，個々の神経細胞の**活動電位**や複数個の神経細胞の集合電位である**局所集合電位**が計測される。これらは最小の神経活動とも言え，得られる脳情報も豊富であるため，ロボットアームの 3 次元制御，カーソル制御を用いた文章作成ができることが発表されている[2)~4)]。しかし，脳実質に対して侵襲性があり，電極の刺入により惹起される炎症反応により年単位で計測効率が低下するため[4)]，臨床応用では問題となる。

脳表電極型では，脳表面にグリッド状の皿状電極を留置する。脳表電極から計測される**脳波**は**皮質脳波**と呼ばれ，通常の頭皮脳波に比較してノイズが少なく，高周波帯域まで計測できるという特徴がある。皮質脳波を用いた研究により，運動時に高ガンマ帯域（high γ）活動と呼ばれる 60 ～ 200 Hz の高周波帯域の脳波成分が増加し（**図 13.1**（a）），これが運動機能の大脳における局在を正確に反映することが明らかになってきた[5)]。また脳実質への侵襲が比較的少なく，年単位の長期間にわたる信号安定性に優れていることがサルの実験で示されている[6)]。これは臨床応用するうえでは最も重要な要素の一つであり，手術が必要な点を除けばバランスのとれた計測方法である。

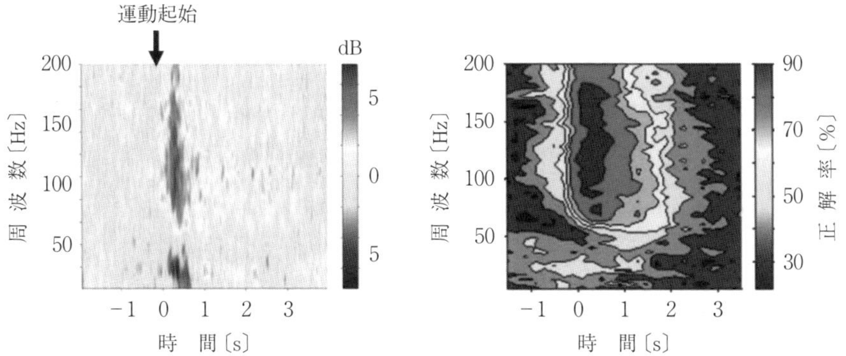

（a）手の把握運動時の時間 - 周波数スペクトログラム　（b）解読制度の時間 - 周波数特性

運動時に 60 ～ 200 Hz の高ガンマ帯域と呼ばれる高周波帯域の活動が増強し（図(a)），これに一致して解読精度（図(b)）が高まることがわかる。

図 13.1 運動機能領野に置かれた脳表電極から得られた手の把握運動時の時間周波数スペクトログラムと，解読精度の時間-周波数特性

13.2 脳情報の解読と制御皮質脳波を用いた運動内容の解読と制御

脳信号の解読には，**人工知能**技術の一つである**機械学習**の手法がよく用いられる。われわれは上肢の運動の解読について，手の運動では「握る」，「開く」，「つまむ」といったいくつかの主要な動作を識別することが実用的であるため，**サポートベクターマシン（support vector machine，SVM）**という識別的機械学習の手法を用いている[7)]。

臨床現場では，難治性疼痛，難治性てんかんを治療する目的で脳表電極を留置することがあり，これを利用して脳表電極型 BMI の臨床研究を，施設内倫理委員会の承認を得て進めてきた。まず，運動内容解読に有用な皮質脳波の生理学的特徴量を調べた。その結果，場所としては中心構内一次運動野と呼ばれる脳のしわの中の運動機能領野の脳信号が有用であること[8)]，また脳信号の周波数帯域としては high γ 帯域の皮質脳波が運動内容推定に有用であることを

明らかにした（図 13.1（b））。さらにこれらを応用して，γ 帯域活動を用いたロボット**義手**のリアルタイム制御を達成した[9]。

一方，腕の運動に関しては，対象物や目的位置への軌道を 3 次元空間上で精度よく推定することが実用的であるため，腕の 3 次元軌道を定量的に推定する **SLR**（**sparse linear regression**）という手法を用いている。この手法を用いて，上肢の 3 次元軌道推定[10]，指のレベルでの判別ができること[11]，重さの違う対象物を把持，移動する際の 3 次元軌道推定，および筋活動推定ができることを報告した[12]。

SVM による手の姿位推定と SLR による腕軌道推定を合わせることにより，上肢全体の運動推定が可能になる。SVM や SLR は比較的少量のデータから精度よく推定を行う手法であるが，今後はより大量のデータとディープラーニングなど多層の機械学習法を用いて，より精緻な脳信号解読を行うことが期待される。

13.2.1　脳情報の効率的抽出

脳信号を精度高く解読するために重要な要素として，先に大量の質の高いデータを用いて，大量のデータ処理に適していると言われるディープラーニングなどの手法を用いることも重要であるが，一方で大量のデータの中から効率よく運動に関する脳情報を抽出してくる技術も，脳信号の解読精度向上に重要である。

そこでわれわれは，**独立成分分析**（**independent component analysis**，**ICA**）を用いて運動に関する脳情報の効率的抽出を試みた。まず，ロボットアームが動作しているロボットシミュレータの画面を被検者に観察させ，その際の皮質脳波を計測した。計測した皮質脳波を ICA を用いて解析し，運動野に特異的に分布する独立成分を抽出した。抽出した独立成分を用いて SLR でロボットアームの 3 次元軌道を推定したところ，ICA を用いずに皮質脳波で直接推定したときに比較して，推定精度を約 30％改善できた（**図 13.2**）[13]。

この方法は，効率的に脳情報を抽出して脳信号の解読精度を改善できるだけ

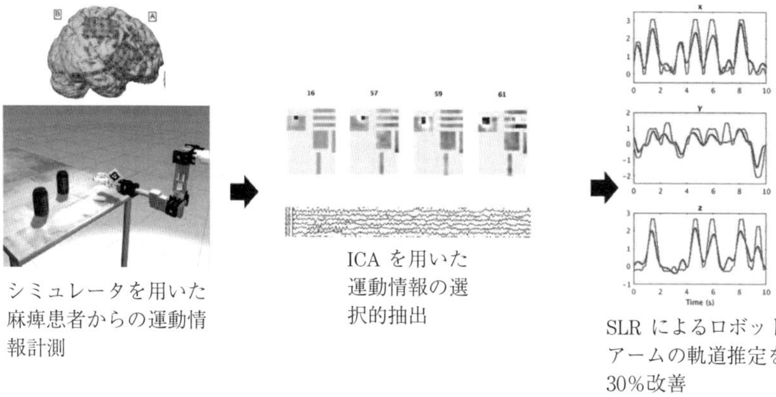

図 13.2　独立主成分分析を用いた効率的脳情報抽出

でなく，被検者はロボットシミュレータ上のロボットアームの動きを観察するだけでよいので，完全な麻痺患者にも適用できる点で臨床応用に適している。

13.2.2　重症 ALS 患者に対する皮質脳波を用いた BMI の臨床研究

われわれは，施設内倫理委員会の承認を得て，重症の筋萎縮性側索硬化症（amyotrophic lateral sclerosis，ALS）患者を対象として，独自に開発した患者個々人の脳の表面形状にフィットする 3 次元高密度電極シートを 3 週間留置し，脳表電極型 BMI の臨床研究を行い，ロボットハンド制御，脳信号スイッチによる文章作成に成功した。

患者は 61 歳の男性で 6 年前に ALS を発症し，1 年後には完全四肢麻痺となった。臨床研究参加時点ではわずかな口の動きでスイッチを動作させ市販の意思伝達装置を操作していた。この患者に対して，書面，口頭およびビデオを用いて臨床研究の説明を行い，インフォームドコンセントを得た。手術前に，あらかじめ脳磁図という侵襲のない検査法で運動をイメージしたときに大脳の運動野が活動することを確認した。

ついで，患者の脳の表面形状にフィットする 3 次元高密度電極シートを作成した（**図 13.3**）[14]。まず患者の MRI thin slice 画像から 3 次元 CAD を用いて，電極留置部位の脳表面形状データを抽出，それをもとに電極シートを成形する

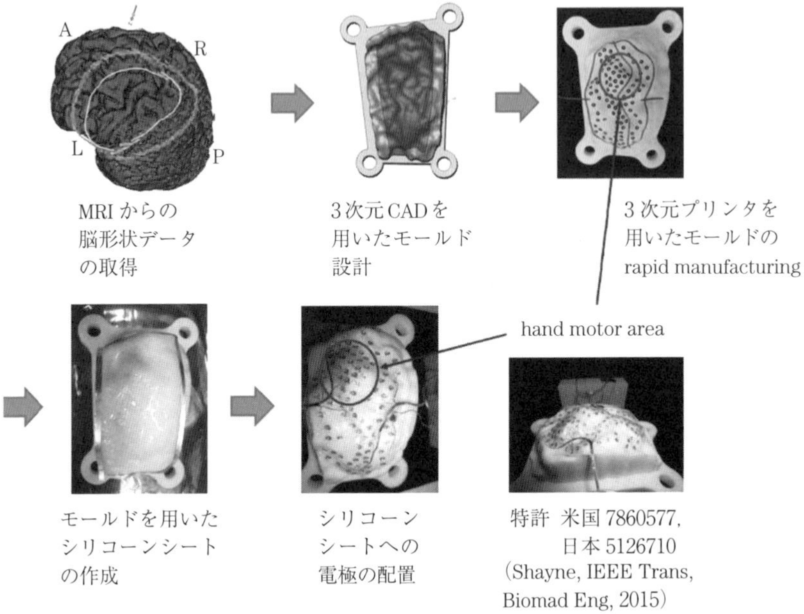

患者の MRI 画像から 3 次元プリンタを用いて作成した。

図 13.3　脳表面形状にフィットする 3 次元高密度電極シートの作成

型を設計，**3 次元プリンタ**を用いて型を作成した。この型を用いてシリコーン（silicone）製の電極シートを成形し，手の運動野付近に電極を特に高密度に配置した。

この電極を，手術によって 3 週間，脳表面に留置し，有線で体外の脳波計に接続して BMI の評価を行った。その結果，上肢の運動想起によって中心前回の上肢の領域に明瞭な high γ 活動が計測され，手を握る／開く，肘を曲げる／伸ばすという二択の運動想起課題に対して，78.8% と有意に偶然の一致より高い運動内容推定正解率を得た。またロボットアームの操作では，ボールを握ったり，離したりする動作を指示に応じて行うことに成功した（**図 13.4**）。さらに患者が日頃利用している意思伝達装置を BMI で操作して，「こんにちは」，「さようなら」といった 5 文字の言葉を 1 分程度と，患者が普段口の動きで行う意思伝達の速度を同じ速さで作成することができた。

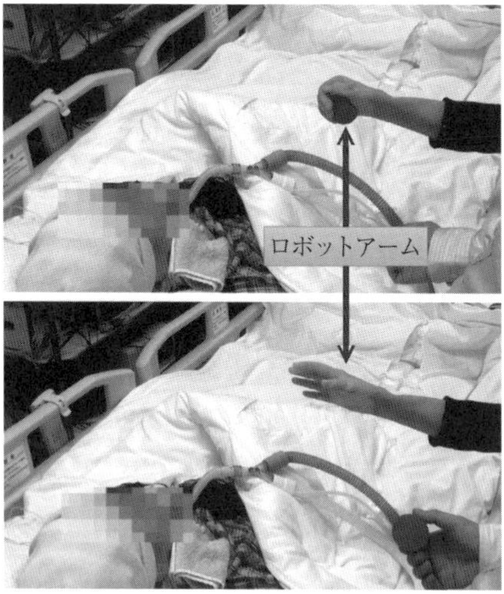

ボールを握ったり，離したりする動作を指示に応じて行うことに成功した。

図 13.4　重症の ALS 患者を対象とした有線接続での BMI の臨床研究

頭蓋内電極を用いて皮質脳波や神経発火活動などの頭蓋内脳信号を計測すると，正確で詳細な脳情報が得られるため，高性能の脳信号の解読，制御が可能になる。しかし，感染のリスクを低減するためには脳信号計測機能をワイヤレス体内埋込み化する必要がある。逆にいったん体内に埋め込むといちいち装置の装脱着および調整の必要がなく，いつでもどこでも使えるようになり，利便性に優れるという面もある。そこで，体内埋込み BMI の臨床応用では，脳信号を解読して外部機器を制御することとともに，ワイヤレス**体内埋込み装置**の実用化がもう一つの鍵となる。

現在，国内外で BMI 用のワイヤレス体内埋込み装置の開発が臨床応用を目指して行われている。心臓ペースメーカや深部脳刺激装置など，従来の体内埋込み型医療機器の多くが目標臓器を電気刺激する装置であり構造的にはほぼ同一である。これに対して，BMI 用のワイヤレス体内埋込み装置は脳信号を計測，伝送するという点において，構造的にまったく異なる新規埋込み医療機器であり，実用化に際して新規開発要素が多い。脳信号を精度よく計測する頭蓋内電極，計測した脳信号を増幅する**アナログ集積化アンプ**，信号を外部の処理装置にワイヤレス伝送する**ワイヤレスデータ通信回路**，電力を外部からワイヤレス受給して蓄電するワイヤレス受電/バッテリ回路など，さまざまな電子回路の開発が必要となる。

われわれは，128チャネルワイヤレス体内埋込み装置W-HERBS（Wireless Human ECoG-based BMI System）を開発している（**図13.5**）[15),16)]。この埋込み装置では，先に述べた患者個々人の脳の表面形状にフィットする3次元高密度電極シートのほか，32チャネル集積化アナログアンプチップ，ワイヤレスデータ通信モジュール，ワイヤレス受給電モジュールなど多くの部品を独自開発している。現在，臨床試験を行ううえで必要となる**GLP**（good laboratory practice）基準の非臨床試験を完了して，動物での長期埋込み試験を行っており，1～2年後にワイヤレス体内埋込み装置を用いた長期間埋込みによる探索的治験を，重症ALSの患者を対象として開始する計画である。体内埋込み装置の安全性の検証と，脳信号解読制御の有効性の検証と探索を行い，その結果を踏まえてつぎの段階で検証的治験を行い，薬機承認，保険適用を目指す。臨床応用を実現するためには，企業への橋渡しが不可欠であり，そのためにはビジネスモデ

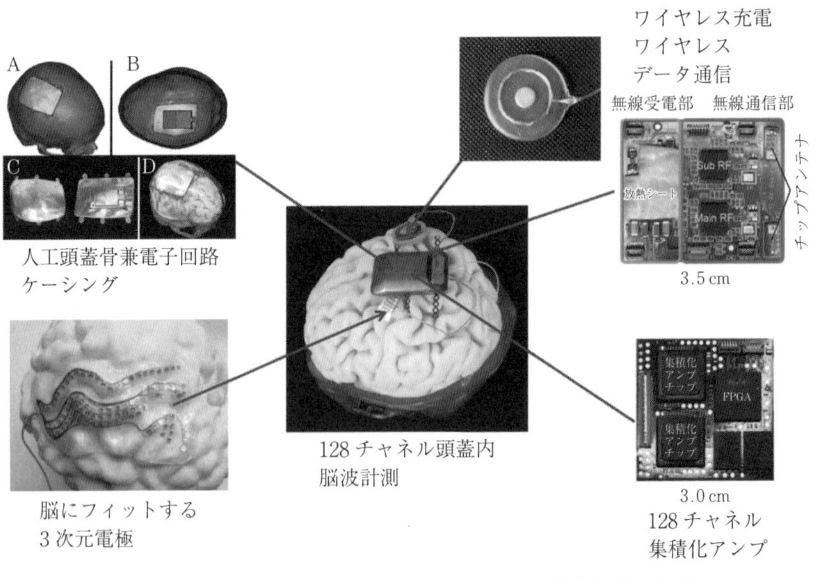

図13.5　体内埋込み型BMIのためのワイヤレス体内埋込み装置

ルの構築と，それに沿った医療機器承認と保険適用を得るための戦略がキーポイントとなる。

13.3　工学技術と医学応用の関連

以上に述べたように，体内埋込み型 BMI は工学と医学の融合による技術の典型例と言える。SVM などの機械学習法は人工知能工学，集積化アンプは電子工学，ワイヤレス給電は電気工学，ワイヤレス通信は情報工学，3 次元プリンタは積層工学，埋込装置は医用工学，脳波計測解析は計測工学，ロボットアームはロボット工学，ロボット制御は制御工学の技術である。例えば，機械学習の計算においては，コンピュータの内部では数百次元の行列・ベクトル計算が高速で行われ，瞬時に脳信号の解読が行われる。アナログ集積回路，ワイヤレス給電の中には多数のコンデンサや抵抗などの**電気回路**が高密度に集積され，複雑な電気回路が構成されている。**脳波**は工学的には種々の周波数の交流波が足し合わされた波ととらえることができ，周波数ごとに分けて分析するために，**フーリエ変換**などを応用した微積分の知識が応用，駆使されている。

これらの工学技術を結集，融合してはじめて体内埋込み型 BMI は実現可能となる。これが，ALS や脊髄損傷による身体障害を支援する機能再建医学に応用され，患者の生活の質を向上に貢献する。逆に医学の現場で用いられる**医療機器**においてはどこか 1 ヶ所に問題があっても，医療過誤などの大きな問題を引き起こす危険性があり，すべての分野にわたって高い完成度が要求される。

体内埋込み型 BMI は，まず身体障害者の機能代替装置としての用途が考えられる。対象疾患としては，ALS，筋ジストロフィーなどの神経難病，脊髄損傷，特に頸髄損傷，切断肢，脳卒中後遺症などが挙げられる。後述するように BMI 技術の進歩により，対象疾患は指数級数的に増大すると期待される。ALS は進行性の疾患で，最終的に全身の筋肉が完全に麻痺するため最重症であり，現状では ALS 患者に対する運動・意思伝達支援としての実用化が最も近いと考えられる。しかし，患者数は国内で 8 000 人，世界では 35 万人であり，市場規模としては小さい。BMI によるロボットアーム操作の性能が向上して思いどおりにロボットアームを制御できるようになれば，上肢の麻痺した頸髄損傷患者や半身麻痺の脳卒中後遺症患者に適用範囲が拡大していくと考えられる。脊髄損傷は国内 10 万人，脳卒中後遺症患者は国内 150 万人と，患者数が非常に多く，この段階では国内だけで市場規模は十分となる。

身体障害者は運動，意思伝達だけでなく嚥下機能にも障害を抱えている場合が多く，将来的には嚥下機能も BMI により代替，支援することにより，より総合的に身体障害者の QOL 向上に貢献できると考えられる。

ワイヤレス体内埋込み装置の応用展開として，難治性てんかん患者のてんかん焦点同定を目的とした埋込み型脳波計への応用が考えられる。さらに電気刺激機能を付加することによって，てんかん発作を頭蓋内脳波計測により検知し，電気刺激により発作を停止する埋込み型てんかん発作制御装置としての応用展開が可能となり，薬剤の効果がない難治性てんかんの治療に有効な手段となる可能性もある。

体内埋込み型 BMI は，重症身体障害者に対する 24 時間 365 日のサポートを可能にするだけでなく，クオリティの高い脳信号ビッグデータが得られ，最新 AI 技術を用いた解読制御性能の飛躍的向上や新たな脳機能解明が期待できる。

引用・参考文献

1) Hirata M：Brain machine-interfaces for motor and communication control, In: Ishiguro H, et al. (ed.) Cognitive Neuroscience Robotics B, Analytic Approaches to Human Understanding, Springer, pp.319–330 (2016)

2) Collinger JL, Wodlinger B, Downey JE, Wang W, Tyler-Kabara EC, Weber DJ, McMorland AJ, Velliste M, Boninger ML, and Schwartz AB：High-performance neuroprosthetic control by an individual with tetraplegia, Lancet, **381**, 9866, pp.557–564 (2013)

3) Hochberg LR, Bacher D, Jarosiewicz B, Masse NY, Simeral JD, Vogel J, Haddadin S,

Liu J, Cash SS, van der Smagt P, and Donoghue JP：Reach and grasp by people with tetraplegia using a neurally controlled robotic arm, Nature, **485**, 7398, pp.372-375 (2012)

4) Serruya MD, Hatsopoulos NG, Paninski L, Fellows MR, and Donoghue JP：Instant neural control of a movement signal, Nature, **416**, 6877, pp.141-142 (2002)

5) Crone NE, Sinai A, and Korzeniewska A：High-frequency gamma oscillations and human brain mapping with electrocorticography, Prog Brain Res., **159**, pp.275-295 (2006)

6) Fernandez E, Greger B, House PA, Aranda I, Botella C, Albisua J, Soto-Sanchez C, Alfaro A, and Normann RA：Acute human brain responses to intracortical microelectrode arrays, challenges and future prospects, Frontiers in neuroengineering, **7**, p.24 (2014)

7) Kamitani Y and Tong F：Decoding the visual and subjective contents of the human brain, Nat Neurosci, **8**, 5, pp.679-685 (2005)

8) Yanagisawa T, Hirata M, Saitoh Y, Kato A, Shibuya D, Kamitani Y, and Yoshimine T：Neural decoding using gyral and intrasulcal electrocorticograms, Neuroimage, **45**, 4, pp.1099-1106 (2009)

9) Yanagisawa T, Hirata M, Saitoh Y, Kishima H, Matsushita K, Goto T, Fukuma R, Yokoi H, Kamitani Y, and Yoshimine T：Electrocorticographic control of a prosthetic arm in paralyzed patients, Ann Neurol, **71**, 3, pp.353-361 (2012)

10) Nakanishi Y, Yanagisawa T, Shin D, Fukuma R, Chen C, Kambara H, Yoshimura N, Hirata M, Yoshimine T, and Koike Y：Prediction of Three-Dimensional Arm Trajectories Based on ECoG Signals Recorded from Human Sensorimotor Cortex, PLoS One, **8**, 8, e72085 (2013)

11) Nakanishi Y, Yanagisawa T, Shin D, Chen C, Kambara H, Yoshimura N, Fukuma R, Kishima H, Hirata M, and Koike Y：Decoding fingertip trajectory from electrocorticographic signals in humans, Neurosci Res., **85**, pp.20-27 (2014)

12) Nakanishi Y, Yanagisawa T, Shin D, Kambara H, Yoshimura N, Tanaka M, Fukuma R, Kishima H, Hirata M, and Koike Y：Mapping ECoG channel contributions to trajectory and muscle activity prediction in human sensorimotor cortex, Scientific reports, **7**, 45486 (2017)

13) Palmer J and Hirata M：Independent component analysis (ICA) features for electro-corticographic (ECoG) brain-machine interfaces (BMIs), Jap J Clin Neurophysiol, **46**, pp.55-60 (2018)

14) Morris S, Hirata M, Sugata H, Goto T, Matsushita K, Yanagisawa T, Saitoh Y,

Kishima H, and Yoshimine T：Patient-specific cortical electrodes for sulcal and gyral implantation, IEEE Trans Biomed Eng., **62**, 4, pp.1034–1041 (2015)

15) Hirata M, Matsushita K, Suzuki T, Yoshida T, Sato F, Morris S, Yanagisawa M, Goto T, Kawato M, and Yoshimine T：A fully-implantable wireless system for human brain-machine interfaces using brain surface electrodes, W-HERBS, IEICE Trans Commun, **E94-B**, pp.2448–2453 (2011)

16) Matsushita K, Hirata M, Suzuki T, Ando H, Yoshida T, Ota Y, Sato F, Morris S, Sugata H, Goto T, Yanagisawa T, and Yoshimine T：A fully implantable wireless ECoG 128-channel recording device for human brain-machine interfaces, W-HERBS, Front Neurosci, **12**, 511 (2018)

14　医療情報システム：電子カルテによるデータ収集から人工知能応用へ

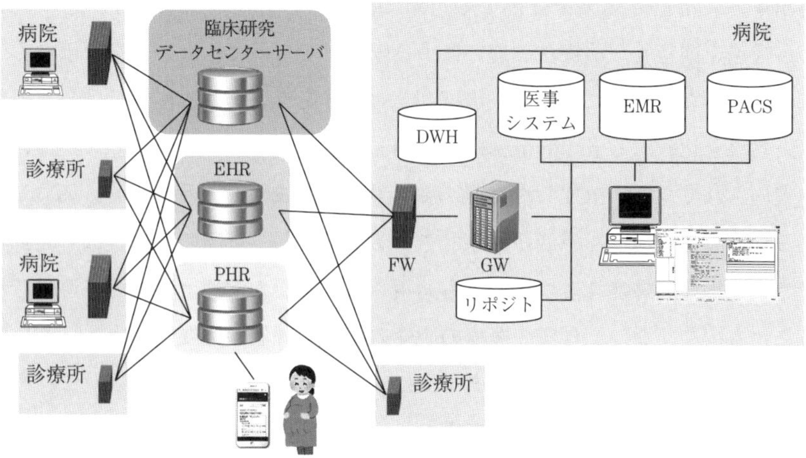

医療情報システムは，診療データをすべて電子化して管理する広義の**電子カルテシステム**を中心とし，これを施設間で結ぶ **EHR**（**electronic health record**, 電子健康記録），個人が自分の医療データを閲覧する **PHR**（**personal health record**，個人健康記録），さらには，臨床研究データを収集するシステムがある。医療情報システムは，医療を支援することを目的としているが，本章では，電子カルテから医療評価・研究のためのデータ収集に焦点を当てて記載する。医療評価・研究を目的とした場合，収集するデータは構造化されていなければならない。また，業務用のデータベースとは別に研究用のデータベース（**データウェアハウス**）を構築する必要がある。多施設のデータを集める場合には，データ構造，コード体系を共通化する必要がある。また，生涯を追跡するためにはPHRの基盤が必要である。大量のデータを集めることができると，**人工知能**（**AI**）の活用の可能性が拡がる。AIの応用により，フリーテキストデータ，画像などが意味をもつデータとなり，診断支援，予後予測が可能となる。ひいては，医療評価が可能となり，**precision medicine**（プレシジョンメディシン，精密医療）が現

実のものとなる。

14.1　医療データ収集の必要性

医療は，適用した治療の効果を評価し，より優れた治療法を選択することで進歩する。治療の効果を評価するためには，同じ疾患の患者データを多数集め，経過を観察し，治療法の違いによる転帰（アウトカム）の差を評価することが基本となる。これまでは，治療群と対照群をランダムに割り付けして追跡し，効果を比較する randomized controlled trial（ランダム化比較試験，RCT）が実施されてきた。RCT は信頼性の高い評価法であるが，手間がかかるため，ある程度条件が揃った患者が対象とされる。しかし，実際の医療では，高齢者やさまざまな合併症をもつ患者にも適用され，ほかの治療と合わせて適用されることも少なくない。現実の医療の中での治療の評価の必要性が唱えられ，**電子カルテ**などで収集されるデータを real world data（RWD）と呼び，これを利用した評価への期待感が高まってきた。

オバマ元大統領の演説で precision medicine の概念が提唱された。同じ疾患でも，ある治療に効果がある患者とない患者がある場合，ある因子で治療効果を予測し，効果がないと予想される患者には別の治療を適用させる。この判別因子は，ゲノム情報やバイオマーカ（これらを omics と呼ぶ）であったり，画像であったり，あるいは病状の進行の仕方などかもしれない。precision medicine は個別化医療などとも呼ばれ，つぎの医療の目標とされている。これを実現させるためには，対象疾患患者について系統的に臨床データを収集することに加え，これと連結した画像データ，病理組織や血液検体の収集が必要となる。これらを大量に集め，これを**生物医学統計**の手法，あるいは AI の機械学習によって層別化や患者の予後予測をしていくことになる。

今日，電子カルテシステムが普及してきたことより，real world data の収集が可能となった。しかし，日常診療で集まるデータと，医療評価・研究のために必要なデータとの間には大きなギャップがある。本章では，まず，医療情報システムが今日に至った経緯を解説し，医療の評価，研究のためのデータ収集の課題とその対応策を示す。さらに，データ駆動のAIが何を可能とするのかを解説する。

14.2 医療データの電子化の経緯

病院にコンピュータが導入されはじめたのは1970年代であり，医事会計処理の効率化が目的であった。また，検体検査部門で自動分析装置が導入され，これを制御するコンピュータが導入されるようになった。当時は，外来，病棟の医師が，紙の依頼用紙で検査依頼項目を検査部に伝え，検査部と医事課が同じデータをそれぞれのコンピュータに入力して処理していた。この冗長性をなくすために，外来，病棟にコンピュータ端末を配置し，医師が依頼項目を入力することで，検査部，医事課での入力を不要とするオーダエントリシステムが導入されるようになった。病院内では，放射線検査，生理検査，処方，注射，輸血，給食などのサービス部門があり，オーダエントリシステム，各サービス分門に専用の部門システムが導入されるようになった。オーダエントリシステムは1980年代に導入が始まったが，1990年代になって端末の操作性がよくなり，大規模病院を中心に広まっていった。

医用画像は，フィルムなどに記録して閲覧されていたが，2000年になりCTでthin sliceの断層像が撮られるようになり，フィルム枚数が増え，管理，閲覧の点で適さなくなっていた。一方，画像のデジタル管理技術が進歩し，DICOM 3.0として画像の標準規格が定められ，液晶モニタの登場で画像がクリアになったことから，画像のデジタル管理システム（picture archiving and communication system，PACS）が現実のものとなった。PACSは2000年代に一気に普及することとなった。

診療記録の電子化については，最後に実現化された。医師法には，「診療録に記載しなければならない」との表現があり，電子カルテは法律に反するとの懸念から，開発が躊躇されていた。1999年4月22日，厚生省が，「診療録等の電子媒体による保存について」の通知を発出し，診療録の電子化を認めることを表明したことにより，電子カルテが本格的に開発されるようになった。この頃，チーム医療が導入され，主治医，指導医，看護師だけでなく，栄養サポートチーム，褥瘡対策チーム，感染症対策チームなど多くの専門職が患者に対応する体制がとられるようになった。これらの専門職も，患者の状態を知る必要があるが，紙の診療録は一つしかないため，診療録の取り合いになり，非効率な状況が起きていた。電子カルテの導入で，この問題が解決することから推進されることとなった。また，外来では，診療録の搬送が不要となり，別の冊子で管理されていた外来診療録と入院診療録が，一気通貫で閲覧できるようになるなどのメリットがあった。

このように，依頼用紙などがオーダエントリシステムに，フィルムがPACSに，診療記録が電子カルテに置き換えられ，医療機関で管理される診療情報のすべてがコンピュータ管理に切り替えられることとなった。

電子カルテは，大規模の病院での導入が，中小病院，診療所よりも早かった。保健医療福祉情報システム工業会の調査によると，病院全体での電子カルテの普及率は，2018年時点で38.3％であったのに対して，400床以上の病院では78.1％であった[1)]。電子カルテの普及は堅調に伸びており，近い将来，大半の医療機関で電子カルテが導入されるようになると予想される。

14.3　医療の評価のためのデータ収集

電子カルテシステムの導入により，ほぼすべての診療記録データがデータベースで管理されることとなった。しかし，このデータはそのままでは医療評価・研究に使えない。その理由の一つは，電子カルテの記録の大半がフリーテキストデータである点である。フリーテキストデータは非構造化データとも呼ばれ，キーワード検索しかできない。コンピュータで処理するためには，制限された単語で，定められた形で記録する必要がある。こうした形の記録を構造化データと呼ぶ。構造化データを取得する方法は，大きくは二つある。一つは，入力フレームをあらかじめ用意しておき，その入力フレームにデータ入力する方式で記録する方法である。この入力フレームはテンプレートなどと呼ばれる。ほかの方法は，自然言語処理によって，非構造化データを構造化データに変換する方法である。

14.3.1 テンプレートによる構造化データ登録

テンプレートは，項目の値を選択肢からの選択，あるいは，テキストボックスで，数字や簡単な文字を入力し，項目と値ペアの組みを出力データとする入力ツールである。階層構造をもつテンプレートにより細部まで構造化が可能となる。出力データはXMLの構造化データに加え，人が読みやすい自然言語に変換したデータを生成して出力し，診療の記録とする。**図14.1**にその例を示す。テンプレートで診療記録を構造化するためには，あらかじめ多種類のテンプレートを用意しておく必要がある。テンプレートマスタをプログラムに読ませることで，さまざまなテンプレートを形成できる仕組みが必要である。大阪大学医学部付属病院では，約2 200個のテンプレートを利用している。

テンプレートにより入力データは構造化されるが，微妙なニュアンスの記録ができない，多くの選択肢があると選択しにくい，多数のテンプレートから目的のテンプレートの選択に手間を要する，などの欠点もある。

14.3.2 自然言語処理による非構造化データの構造化データへの変換

すべての記録に対してテンプレートを適用させることは難しく，フリーテキスト入力をなくすことはできない。自然言語処理により非構造化データを構造化する技術も取り込む必要がある。AIが自然言語処理にも取り入れられ，その性能が一気に向上し，実用レベルにまで達してきた。

日本語の場合，単語と単語の区切りが明確でないので，小さな意味単位に分割して処理する必要がある。この小単位を形態素と呼び，単語よりも粒度の小さな単位の文字列である。また，言語をコンピュータ上で扱うため，形態素を

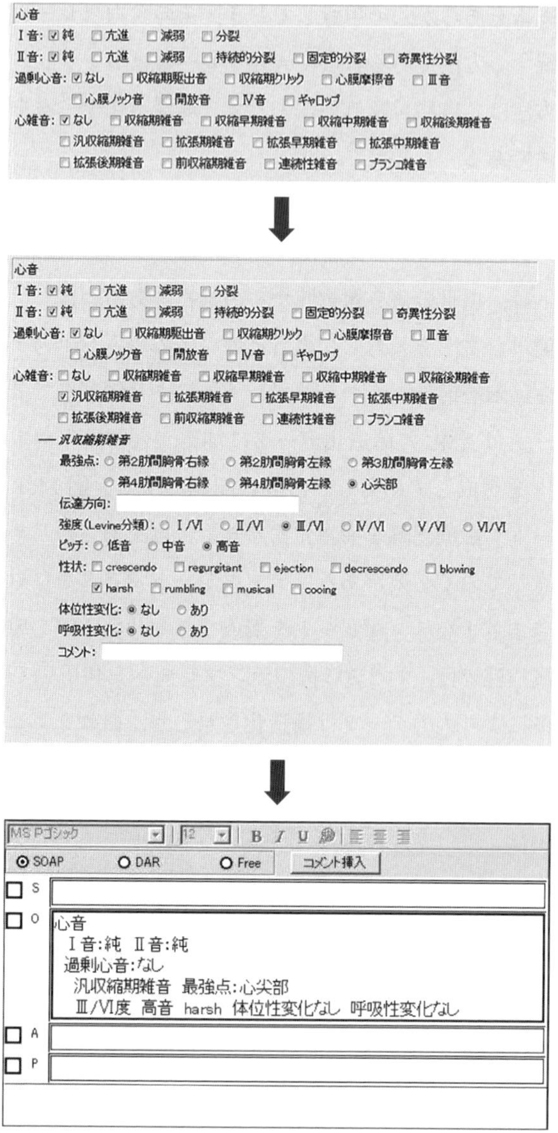

最初に左上の画面が表示され，選択肢を選択する。心雑音の項目で「なし」を選択すると終了するが，「汎収縮期雑音」を選択すると，その詳細を入力する項目がその下に展開される。入力して登録すると，構造化データが自然な表現に変換されて経過記録に出力される。

図 14.1　テンプレートによる診療の記録例

ベクトル空間で表現する方法（word embedding）が考えられた。ある一群の文書（コーパス）に現れる形態素について，その種類の数の要素をもつベクトルを定義し，ある形態素を，対応する要素が1，ほかはすべて0とするベクトルで表す。この表現を one hot 表現と呼ぶ。Word2vec は，この one hot 表現を入力として形態素の分散表現を得る技術である。例えば，Word2vec で実装されている CBOW（continuous bag-of-words）モデルでは，one hot 表現を入力データとして，文書内のある形態素について，前後の数個を与えて対象の形態素を推定することを目標とした学習を，2層のニューラルネットで行う。その結果，中間層のノードの重みが学習に応じて最適化される。この中間層の重みは，入力層を効果的に圧縮したと見なすことができ，ある形態素の one hot のベクトルが入力された際に対応する中間層の重みベクトルを，この形態素の分散表現と見なすことができる。この分散表現は密なベクトル空間で表現されることが多く，二つの形態素の分散表現の距離が近い場合，その形態素どうしが近い意味をもつことが経験的に知られている。

コーパスから目的概念の単語を抽出することを named entity recognition（NER）と呼ぶ。ここでは放射線レポートを対象として説明する。放射線レポートの内容は，異常陰影とそれが観察される部位のペアの組みが基本となる。そこで，部位，所見，肯定・否定などを表現した文字列を抽出することを目指す。この抽出対象概念を entity と呼ぶ。人がレポート中の entity を表す文字列に印を付け，ある程度の数用意し，機械学習のモデルに投入し，レポート中に出現する entity を自動判定するように学習させる。機械学習で NER を行う場合，Bi-LSTM-CRF モデル[2)]が高精度なモデルとして報告されている。LSTM（long short-term memory）は RNN（recurrent neural network）の後継のモデルで，系列データから学習する機械学習モデルである。筆者らの経験では，entity を正しく抽出する精度は95％程度まで上げることができた。最近 BERT[3)] などの transformer 型のモデルが報告され，さらに精度の向上が期待されている。entity が抽出できると，つぎのステップでは，entity の対応関係を推定して構造化する。entity の表現は，スペルミスも含め膨大な数となる。

これに対して，同義語を代表表現に置き換え，上位・下位概念を与えて整理する。この作業は，人がしなければならない。これら一連の処理を経て，放射線レポートのフリーテキスト表現を，部位–所見–肯定否定の組み，すなわち構造化データの集合に変換できる。構造化データに変換できると，例えば，がんを疑うと記載されているレポートを正確に抽出することができる。

自然言語処理による方法は，すべての記録に適用できるメリットがあるが，精度が100％にならないこと，そもそも記録されていなかったり，曖昧にしか記録されていない場合には抽出できないことなどの限界がある。テンプレート入力では，記録する際の概念粒度を揃えることができるが，自然言語処理による構造化ではできない。それぞれの欠点を他方で補うように工夫し，どちらの方式も適用させて，できるだけ広い範囲で構造化させることが重要である。

14.3.3　分析用のデータベース（データウェアハウス）の構築

電子カルテシステムは，患者が指定された際に，その患者の情報を集め，瞬時に表示することが求められるため，データベース上では，患者IDをキーとし，診療データはその属性情報として管理されている。このデータベースに対して，ある薬剤が投与された患者を横断的に検索すると，全患者の投与薬剤から調べることになるので，時間を要し，データベースに負荷をかけることとなる。データを研究用に検索集計するためには，専用のデータベースを別に構築する必要がある。このデータベースのことをデータウェアハウスと呼ぶ。電子カルテのデータをデータウェアハウスに移し，データウェアハウス上で，データ検索処理を実行する。データウェアハウスでは，研究用の検索処理のために，データベースのテーブル構造を変更し，インデックスを付けて，指定項目の値の条件から，該当する患者の検索を高速化する。

ある利用者が担当する業務や研究のために，関心のある項目セットの値を記録するテーブルを設定し，日々データ更新する。こうした専用のテーブルをデータマートと呼ぶ。データウェアハウスから指定の項目のデータを取り出してデータマートのテーブルに書き込む仕組みをもたせる。

14.4　多施設での横断的なデータの収集

医療機関では，同じ業務であっても多少異なった運用をしており，採用している薬や検査項目に違いがある。こうした違いを，設定やマスタにより吸収する。マスタの作成は病院側の仕事とされ，検査項目，薬剤などのコード番号が病院ごとに異なっている。したがって，多施設からデータを集める場合，各医療機関で管理されている異なるコード体系，異なる形式のデータを，統一的な形に変換して集めることが課題となる。

統一的なコード体系でデータを出力するためには，病院の独自コード（ハウスコード）と標準コードの対応テーブルを作成する必要があり，各病院の大きなタスクとなることが障壁となる。医事会計のデータ，すなわち，レセプト（診療報酬明細書），DPC（diagnosis procedure combination，診療群分類）請求で作成されるEFファイル，様式1ファイルなどでは，レセプト処理のために各データにレセ電算コードが付いている。医事会計処理には，処方，注射，輸血，手術，処置といった医療行為のデータ，病名データが含まれており，これらは医療評価・研究に有用であり，このコード体系を利用すると，標準コードへの変換タスクが省力化できる。しかし，検体検査結果データや画像レポートデータといった，患者の状態を表すデータは含まれていないので，これらは各病院のデータウェアハウスなどから取り出し，ハウスコードを標準コードに変換し，標準単位に揃えるために値の変換をする。厚生労働省は，SS-MIX2標準化ストレージを定め，各病院のデータを標準形式に変換して格納することを推奨している。もし，病院でSS-MIX2が正しく設置されている場合には，ここからデータを取り込む方式も考えられる。

多施設の全データを1ヶ所に集めることは，情報漏洩時の影響が大きいこと，仮名化してもデータの組合せで個人が特定できてしまい個人情報を預けたことになる懸念があることなどから，各医療施設から賛同を得にくい。この問題を解決するためには，秘密分散技術でデータを集め，秘密計算技術で処理をする方式を採用するか，各病院で共通構造の共通のコード体系の共通データウェアハウスを構築し，データセンターから同じ検索処理プログラムを送り，各施設内で処理した結果を返信する方式が考えられる。

レセプトデータは特定健診データとともに保険者に集約されるが，これをさらに集めて匿名化処理をしたうえで研究利用できるように整えたものが提供され，NDB[4]と呼ばれている。このデータベースを利用するには，データの安全性を確保するために，いくつかの条件を満たした環境を用意する必要があるが，国民の悉皆《しっかい》性のある医療データであり貴重なデータソースである。

DPC データは，各病院から提出されたデータを厚労省から委託を受けた研究機関が解析処理をして報告書を作成している。一般の研究者が全対象病院の DPC データを解析できる環境はないが，学会などが病院から DPC データの提供を受け，多数の病院データを解析できる環境を整備する活動をしているところもある。

このように医事会計データを中心に，過去の診療記録を検索できる環境は整備されてきているが，医療評価をするためには，患者の状態を表すデータの収集は必須となる。検体検査結果データが利用できたとしても，これだけで評価できる疾患は稀である。多施設から，ある疾患の重症度などを表すデータを集めるためには，経過記録，病理検査や画像検査レポートのデータを収集する必要がある。

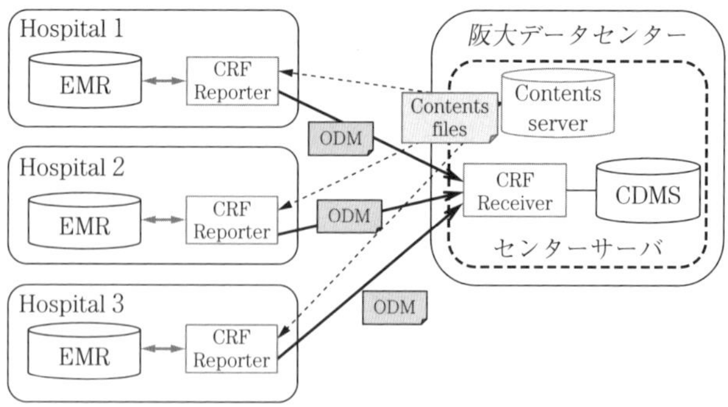

図 14.2　臨床データ収集システムの概要

これまでは，多施設共同の臨床研究では，診療録とは別の症例報告書が作成され，ここに対象患者のデータを書き写してデータを集めてきた。最近では，EDC（electronic data capture）が利用され，症例報告書フォームに入力してデータを集めている。この場合でも，診療録からデータを書き写す作業が必要

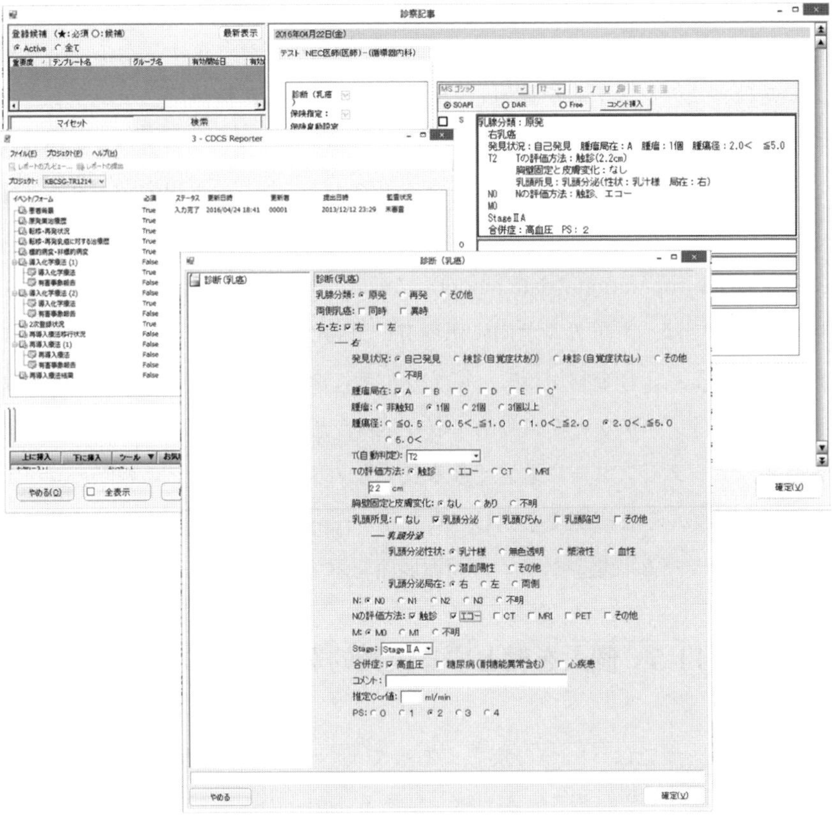

診察記事
3 - CDCS Reporter
診断（乳癌）
乳腺分類：原発
右乳癌
発見状況：自己発見　腫瘤局在：A　腫瘤：1個　腫瘍径：2.0<　≦5.0
T2　Tの評価方法：触診(2.2cm)
胸壁固定と皮膚変化：なし
乳頭所見：乳頭分泌(性状：乳汁様　局在：右)
N0　Nの評価方法：触診、エコー
M0
Stage II A
合併症：高血圧　PS：2
やめる
確定(Y)

データセンターのサーバからテンプレートマスタ，ODMなどのファイルを配信し，これを電子カルテシステムに組み込まれたCRF reporterが受け取る。電子カルテで患者カルテを開くと，この患者が参加している研究のイベントリスト（データ収集計画）が表示され，そこから一つを選択すると，テンプレートが開き，ここに入力したデータがカルテの経過記録に記録される。イベントリストから送信ボタンを押すと，入力データがODMに転記され，データセンターに送信される。

図 14.3　臨床データ収集システムの画面展開

となる。観察研究では，広い範囲の項目を収集することが多いうえ，研究補助者が雇用できず，医師がデータ入力するケースも多く，EDCへの入力負担はデータ収集事業の大きな障壁となる。この問題を解決するために，筆者らは，電子カルテデータを自動転記して症例報告書ファイルを生成し，データ収集施設（データセンター）に送信する方法による臨床データ収集システム（**図14.2**）を開発し，大阪大学医学部附属病院と18の関連病院をセキュアなネットワークで結び，このシステムを運用している[5)]。研究参加医療機関にテンプレートマスタを配り，同じテンプレートでデータ入力する。電子カルテベンダが異なると，テンプレートの出力形式は異なるので，テンプレート出力データを，臨床研究システムの標準化団体であるCDISCが定めた電子症例報告書フォームであるODM（operational data model）に転記して，データセンターに集める。本システムでは，電子カルテ内に患者IDと研究用被験者番号の対応テーブルが作成される。これを利用して，電子カルテにある検体検査結果データ，投薬データ，画像データなどを自動的に取り込み，患者識別情報を被験者番号に置き換え，データセンターに送信できる点でもメリットがある。この際，コードの変換テーブルを各病院で準備し，異なるコード体系のデータを取り込む。**図14.3**に臨床データ収集システムの画面展開を示す。

14.5　個人を軸とする縦断的なデータの収集

わが国の医療では，一つの疾患であっても，受療する医療機関は，治療のフェーズに応じて変わることがしばしばある。がんの診療では，検査は近くの病院で受け，手術は大学病院に紹介され，近くの診療所でフォローアップされたりする。この場合，この患者のがんに関する一連の診療記録は，各医療機関に分散して保管されることになる。記録が時間軸で分断されると，治療内容とその転帰の関係の評価ができなくなるので，医療評価の観点では大きな問題となる。

これを解決するためには，施設を越えて患者の一連の記録を集める仕組みが必要となる。診療記録が電子化されたことで，施設を越えてデータが共有できるEHRが導入されるようになった。わが国では，各医療機関が，電子カルテを外部から閲覧可能とするWebサーバ（リポジトリ）を立ち上げ，患者識別子を統一する方式が広まっている。患者が転院した際，転院先から転院元の診療録を閲覧できる。しかし，糖尿病のような慢性疾患や先天性疾患などの生涯の診療データを管理することは難しい。生涯の記録の場合，閲覧権のコントロールを医療機関が担うことはできないので，本人がその役割を担うのが妥当である。スマートフォンの登場により，自分の情報をクラウド上に保存し，閲覧することが可能となった。これを利用し，診療記録に加え，健診データ，自宅で計測している日々の血圧や体重などを自分で管理し，健康管理に役立て，診療の際に医師に見せることを可能とするシステムが考えられる。こうしたモデルをPHRと呼ぶ。

海外の進んでいる国では，すでにこうしたシステムが稼働しているが，わが国では，これからの課題である。EHRは病院が費用を負担することで運用されているが，PHRは，誰がこのシステムの費用を負担し，誰が運営するのかを定める必要がある。PHRは，長期の記録が途切れることなく保持できることから，医療評価の点でも期待される。また，PHRデータの保有者は個人であり，同意を得る手続きがシンプルとなる点でも適している。将来実現させるべき重要な事業である。

14.6 人工知能（AI）の医療への応用

1980年代にAIが大きな話題となり，AIの医療応用についても取り組まれた。当時のAIは，知識をコンピュータに覚えさせ推論させることで高度の判断をするもので，エキスパートシステムと呼ばれた。診断支援システムは，そのよい応用として取り組まれた。INTERNINST-1[6]は，症状や検査結果から内科領域の診断を目指したものであり，当時の代表事例であった。こうしたシステムはかなりの診断精度を誇ったものもあったが，医療現場ではほとんど使われることなく終息していった。その最も大きな理由は，知識を専門医から抽出するプロセスに手間がかかることである。医学知識はゆるやかではあるが変わっていくので，それに応じて知識を入れ替えなければならない。

今日，再びAIが注目されるようになったのは，深層学習により，高い精度で「認識」が可能になったことであった。ニューラルネットは古くからある手法であったが，その進化形である畳み込みニューラルネット（convoltinal neural network，CNN）の発明により，高い精度で画像認識が可能となることが示された。従来の方法では，研究者が工夫した画像処理により性能を上げていたが，CNNでは，学習により画像を識別できるようになり，広く応用されるようになった。画像認識については，対象物を分類するclassification，対象物を塗りつぶすsegmentation，さまざまなものから対象物を囲むobject detectionがあり，それぞれに工夫された処理方式が提唱されている。このように，現在のAIは，cognitive computingと表現されるように，従来の技術では難しかった文字，画像上の対象物，音声をコンピュータに認識させることが可能となったこと，および機械学習の技術が進歩してきたことを特徴としている。エキスパートシステムでは，人が知識をコンピュータに教える必要があり，ここに大きな障壁があったが，現在のAIは，大量のデータセットを与えることで，コンピュータが知識を獲得し，知的処理が可能となる。もう一つ注目すべきは，先にも触れた自然言語処理である。自然言語処理は，古くから取り組まれ，形態素解析，構文解析，意味解析，文脈解析と積み上げ，意味をとらえようとしていた。ここに機械学習が導入され，従来とは異なるアプローチがされるようになった。自然言語処理は，先に取り上げた情報抽出だけでなく，文書分類，要約，翻訳などの技術が研究されている。

医療においても，cognitive computingにより，画像診断に加え，医療を支援するさまざまな高度な画像処理が可能となった。また，自然言語処理技術が蓄積データの活用を促進し，膨大な論文，教科書などからの知識収集などにも役立てられるようになると期待されている。

現在のAIは機械学習がコア技術となっている。さまざまな機械学習モデルが提唱されているが，いずれも大量のパラメータをもっており，これを学習により適切に設定することが原理となっている。そのためには，大量のデータで学習させる必要がある。大量のデータが価値を生むことを“data is new oil”などと表現された。しかし，データが大量にあることは必要条件ではあるが十分条件ではない。偏った大量のデータで学習させた系は，間違いなく偏った回答をする系になる。

診断と予後予測には，重回帰分析，ロジスティック回帰分析がよく使われているが，線形モデルのため，予測性能がそれほど高くならないことがある。大量のデータに基づき今日の機械学習を利用すると，予測性能が高くなる。診断については，観測データから判断するので，さまざまなパターンのデータを多く学習させることができると，高い診断性能が得られ，実臨床で使える可能性が高い。一方，予後予測については留意が必要である。予後因子に環境や生活習慣，医療レベルなど地域性のある因子が含まれている場合，一般に適用できるモデルになりにくい。北海道の患者データを使って疾患発症の予測モデルを作成し高い精度であっても，沖縄の患者では予測が当たらないことが起こりうる。こうした問題を排除するためには，学習させる患者データは，地域やほかの背景因子が偏らないように広く収集する必要があるが，これを実行することは難しい。AI 技術を製品化する場合，どのように精度を評価するのかは重要な課題である。

14.7 お わ り に

本章では，医療評価・研究を目的とした医療データの収集と，データ駆動のAI の応用を中心に解説した。現状の医療情報システムは，紙，フィルムで管理されていた情報を，何とかコンピュータ管理に移行させた初期段階にあり，収集データがそのまま医療評価に利用できるものではない。未来の医療情報システムでは，医療評価が可能となるよう，医療情報システムを進化させる必要がある。データの構造化，多施設の医療データ表現の標準化を進め，多施設横断的なデータ収集に加え，患者を生涯追跡できる仕組みを整備する必要がある。データが収集できると，AIの応用により，フリーテキストデータや画像なども価値の高い解析対象データに変換できる。このデータを利用し，機械学習を適用させることで，精度の高い診断，予後予測が可能となり，層別化による precision medicine が実現化される。未来の医療では，個人の特性に応じ，その個人に最適な医療が選択されるようになる。

引用・参考文献

1) 導入調査 保険医療福祉情報システム工業会 活動と報告 JAHIS 調査事業
https://www.jahis.jp/action/id=57?contents_type=23（2020年3月3日確認）
2) Lample G, Ballesteros M, Subramanian S, Kawakami K, and Dyer C：Neural Architectures for Named Entity Recognition, Proceedings of NAACL-HLT 2016, pp. 260–70 (2016)
3) Devlin J, Chang M-W, Lee K, and Toutanova K：Google AI Language, BERT, Pre-training of Deep Bidirectional Transformers for Language Understanding, arXiv, 1810, 04805 (2019)
4) NDB オープンデータ 厚生労働省政策について > 分野別の政策一覧 > 健康・医療 > 医療保険
https://www.mhlw.go.jp/stf/seisakunitsuite/bunya/0000177182.html（2020年3月3日確認）
5) Matsumura Y, Hattori A, Manabe S, Takahashi D, Yamamoto Y, Murata T, Nakagawa A, Mihara N, and Takeda T：Case report form reporter, A key component for the integration of electronic medical records and the electronic data capture system, Studies in Health Technology and Informatics, **245**, pp. 516–520 (2017)
6) Miller RA, Pople HE Jr, and Myers JD：Internist-1, an experimental computer-based diagnostic consultant for general internal medicine, N Engl J Med., **307**, 8, pp. 468–476 (1982)

15　医療機器審査に関わる医療機器評価の考え方

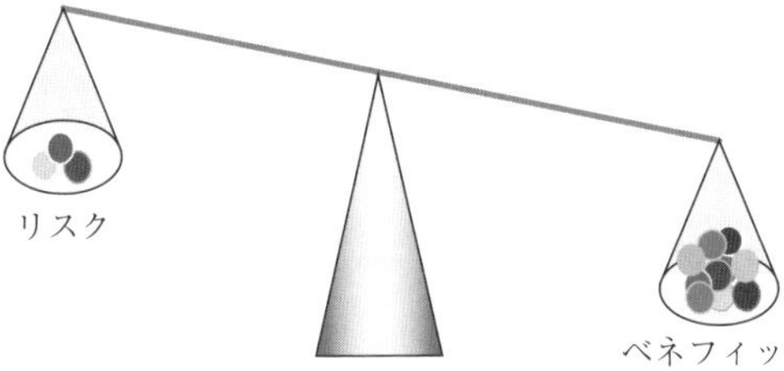

審査では，申請資料に基づき，有効性・安全性のリスクベネフィットバランスを評価し，使用目的または効能・効果，操作方法，使用方法，使用上の注意の妥当性が判断される。

本章では，医療機器**承認審査**の基本的な考え方を理解し，それに開発者としての適切な考え方について考察することを主眼とする。医療機器審査は，申請された医療機器または体外診断用医薬品が，申請どおり効果または性能を有するか否か，そして申請された医療機器が，その効果または性能に比べて著しく有害な作用を有することがないかどうかを確認する作業である。したがって，医療機器に関する**リスクベネフィットバランス**を科学的に評価するとともに，開発する医療機器の臨床的な意義付けを明確にすることが重要である。一方，医療機器の有効性は機器の性能と使用者の使い方が相まって実現されるものであり，実際の使用状況を考慮した性能評価が重要となる。

15.1　医療機器承認要件とは

「**医薬品，医療機器等の品質，有効性及び安全性の確保等に関する法律**[1)]」において，医療用具（医療機器）は「人若しくは動物の疾病の診断，治療若しくは予防に使用されること又は人若しくは動物の身体の構造若しくは機能に影響を及ぼすことが目的とされる機械器具等（再生医療等製品を除く）であって，政令で定めるもの」と定義されている。医療機器の審査では，「承認拒否要件に合致しないものを承認する」とされており，承認拒否要件としては

イ　申請に係る医療機器又は体外診断用医薬品が，その申請に係る効果又は性能を有すると認められないとき

ロ　申請に係る医療機器が，その効果又は性能に比して著しく有害な作用を有することにより，医療機器として使用価値がないと認められるとき

ハ　イ又はロに掲げる場合のほか，医療機器又は体外診断用医薬品として不適当なものとして厚生労働省令で定める場合に該当するとき

とされている。

法律では，何を承認するかが規定されているのではなく，どのような機器が医療機器として承認されないのかが規定されている。つまり「医療機器の使用に伴うリスク」より「医療機器の効果」と比べて，受容される程度が低い場合に医療機器として承認されるということになる。そこで医療機器の「**安全性**」，「**有効性**」，そして「**信頼性**」という観点から評価が実施されることになる。

15.2　医療機器のリスク分類と規制

医療機器は，そのリスクの程度によりつぎに示すクラスⅠからⅣまでの四つに分類されている。

（クラスⅠ）一般医療機器：不具合が生じた場合でも，人体へのリスクがきわめて低いと考えられるもの

（クラスⅡ）管理医療機器：不具合が生じた場合でも，人体へのリスクが比較的低いと考えられるもの

（クラスⅢ）高度管理医療機器：不具合が生じた場合，人体へのリスクが比較的高いと考えられるもの

（クラスⅣ）高度管理医療機器：患者への侵襲性が高く，不具合が生じた

場合，生命の危険に直結する恐れがあるもの

クラス分類は，医療機器規制国際整合化会議（global harmonization task force，GHTF）において議論されているクラス分類ルールを基本に，厚生労働省が定めている[2)]。**表 15.1** に，医療機器に関する分類と規制を示す。

表 15.1　医療機器に関する分類と規制

<table>
<tr><th>国際分類</th><th>リスクによる医療機器の分類</th><th>分　類</th><th>リスク</th><th colspan="2">製造販売規制</th></tr>
<tr><td rowspan="2">クラスⅠ</td><td rowspan="2">不具合が生じた場合でも，人体へのリスクがきわめて低いと考えられるもの
（例）体外診断用機器，鋼製小物（メス，ピンセットなど），X 線フィルム，歯科技工用用品</td><td rowspan="2">一般医療機器</td><td>きわめて</td><td colspan="2">承認・認証不要</td></tr>
<tr><td>低い</td><td colspan="2">（届出/自己認証）</td></tr>
<tr><td>クラスⅡ</td><td>不具合が生じた場合でも，人体へのリスクが比較的低いと考えられるもの
（例）MRI 装置，電子内視鏡，消化器用カテーテル，超音波診断装置，歯科用合金</td><td>管理医療機器</td><td>低い</td><td rowspan="3">登録認証機関による認証（認証基準に適合するものに限る）</td><td rowspan="3">大臣による承認（総合機構による審査）</td></tr>
<tr><td>クラスⅢ</td><td>不具合が生じた場合，人体へのリスクが比較的高いと考えられるもの
（例）透析器，人工骨，人工呼吸器</td><td rowspan="3">高度管理医療機器</td><td rowspan="3">中・高</td></tr>
<tr><td rowspan="2">クラスⅣ</td><td rowspan="2">患者への侵襲性が高く，不具合が生じた場合，生命の危険に直結する恐れがあるもの
（例）ペースメーカ，人工心臓弁，ステントグラフト</td></tr>
<tr><td colspan="2">大臣による承認（総合機構による審査）</td></tr>
</table>

ここで重要な点は，クラスⅡ，クラスⅢに属する医療機器のうち，承認基準が存在する従来技術による新規性のない医療機器関しては，認証基準に適合するものに限り，登録認証機関による認証で医療機器とすることができるという点である。当然のことながら，新原理で動作するクラスⅡ，Ⅲの機器は，新技術であり認証基準がないことから，**独立行政法人医薬品医療機器総合機構**（PMDA）による審査により医療機器承認されることになる。

登録認証機関のリストは厚生労働省より公表されている[3)]。

開発しようとする医療機器がどのような制度適用になるかについては，

PMDAの相談機能や関連行政機関に相談をしておくことが重要である。

15.3　医療機器の評価に関する考察

15.3.1　医療機器の性能評価において重要な視点

医療機器として認証あるいは承認されるためには，当該機器が使用されると想定される環境のもとで，医療機器の有効性，安全性，信頼性が確保されることを客観的なデータを用いて説明しなければならない。

医療機器によってもたらされる医療上の効果は，医療機器の性能と，医療従事者による適正な使用法によって実現される。したがって，使用する医療従事者の技量にある一定水準のものを求める場合には，これを制限する仕組みが組み込まれていなければならない。これは学協会などの認定により，当該医療機器を使用できる医療機関を限定することなどによっても実現することができる。開発やその適正な使用方法の標準化活動に従事する医師とは異なり，当該機器の特性を詳細には知らない一般の医師が使うということを想定し，使用者の知識量，経験量，技量のばらつきなども考慮したうえで，想定する機能を出すことができるかどうかといった視点での評価が必要である。

医療機器の性能を**臨床試験**によって評価する場合，被験者群は通常の医療環境で経験する患者の特性と同質の特性をもつ患者に対してその性能が評価されるなど，評価試験の結果が，現実に想定される臨床応用の状況での性能を推定できる質のものであるかどうかが課題となる。例えば，通常遭遇する患者群から機器の性能を出しやすい患者群に対して試験を行い，良好な性能が出たとしても，それは機器の実際の臨床現場での性能を証明するものとはならない。評価を行った患者群と，想定する患者群が同質であるということを説明しない限り，良好な成績があったとしても実臨床の場で，期待される性能があるかどうかについては疑問が残る。

また，評価がヒト（医師）によって行われる場合もある。例えば患者の自然治癒力というものがあり，医療機器を使っても使わなくとも，それほど大きな差がない場合もありうる。この場合，人は医療機器を使ったということを知ってしまうと，それが患者の回復力によるものであっても医療機器の効果と判定してしまう場合がある。このような場合には特定に被験者に使用したかどうかを評価者に秘匿して，臨床応用結果を評価してもらうような試験デザインも必要となる。

また，医療機器の効果の評価は評価者によっても偏りが生じることも考慮した評価がなされなければならない。場合によっては，複数の評価者のデータを総合して判断しなければならない場合もある。

このようなデータの信頼性保証が重要な点は，臨床試験に限らず，非臨床試験に対しても求められる。例えば使用する測定機器はしっかりと精度管理されているのか，データの管理は改ざんなどの危険性がないように管理されているのか，といったデータの信頼性を保証する体制で評価が行われたことを示さなければならない。

15.3.2 GLP，GCP，GMP：医療機器安全規格はなぜあるのか

上記のように，信頼性を保証できる科学的データが収集できることや，信頼性の高い製品を生産できることを合理的に説明することは容易なことではない。一からその説明論理を構築することはたいへんな作業となる。このような作業過程（プロセス）を効率よく実現するためのガイドが **GLP**（**good laboratory practice**），**GCP**（**good clinical practice**），**GMP**（**good manufacturing practice**）である。したがって，その内容を理解し，医療機器申請のための評価データを収集するプロセスや，生産体制を構築することが結局のところ効率よい開発になる。これらの信頼性担保に関するさまざまな情報は政府機関から提供されている[4)]。しかしながら，その全貌を知ることはなかなか難しく，適切な専門家のアドバイスを受けることが適切である。

さらに医療機器には，**ISO**（**International Standard Organization**）や **IEC**（**International Eletcrotechnical Commission**）などの医療機器に関する安全規格が存在する。また，日本はウィーン条約によりこれら国際標準化活動に準

拠した **JIS**（**Japanese Industrial Standards**，日本産業規格）が制定されている。医療機器の承認基準ではこれらの安全規格を参照規格とすることが多い。このような安全規格を参照することも効率のよい研究開発につながる。

15.3.3　医療機器の効果に関する明確化の重要性

医療機器の効果として何を標榜するかはきわめて重要である。例えば，診断用機器で，何らかの疾患をスクリーニングとして疾患の早期発見を支援するような医療機器の場合，false negative（偽陰性）は本来見つかるはずであった疾患を見落とすということであり，スクリーニングとしてはこれが頻繁に出てしまうような性能では，スクリーニング機能というこの危機が標榜する性能を達成することはできない。診断結果に false positive（疑陽性）があまりにも多ければ，無用なその検査後の医療を患者に施すという新たなリスクをもたらすが，この場合，ある程度の false positive というエラーは，その後の精密検査により過剰な医療を施すリスクは軽減できることから，スクリーニングという目的からは許容されることになる。

一方，ある患者に侵襲性の高い治療を行うかどうかを決定する状況で，重要な診断補助情報を与える医療機器の場合，そこで false positive があると，リスクの高い無駄な治療を行うことにつながり，患者を危険に暴露することになる。

このように，当該医療機器がどのように使われるのかということを，詳細に検討し実現すべき性能を明確化することが重要である。

15.3.4　リスクマネジメントの重要性とその進め方

医療機器の使用に際して想定される，危険状態の想定を行い，その被害の酷さと発生確率を推定することでリスクが同定される（**リスクアセスメント**），このリスクを，医療機器の効果（ベネフィット）と比較して受容できるレベルに低減するための設計変更や，使用のためのトレーニング体制の整備などの方策を考案し実装する（**リスクマネジメント**）ことをどのようにして行ったのかを説明しなければならない。これは単に，何らかのチェックリストがあって何も考えずにそれを満たしていけば，医療機器承認を得るためのリスク低減が行えるということではない。

使用する場面，想定する使用者の専門的知識と技量の想定，合理的に予想される使用者による誤使用などさまざまな観点から機器を評価し，設計を改善する過程が必要となる。

しかし，これを何らガイドラインなしに実施することは難しく，これを支援するのが医用電気機器であれば，IEC や ISO の医療機器の安全規格を参照するのがよい。わが国の医療機器の安全に関する JIS は基本的に ISO，IEC に準拠したものとなっている。規格というと何かある一定の性能基準が定められており，チェックリストがあるように誤解されがちであるが，過去に開発され標準的な医療機器となっている機器については，そのような性能基準が具体的に定められているものの，新規性の高い医療機器の場合，参照すべき性能指標が存在するわけではない。このような場合，機器が標榜する性能を適切に評価する試験系を独自に提案し，性能を有することの合理的な説明をすることが必要となる。しかしこのような場合も，これらの安全規格の基本的な考え方が参考になる。また，新たな技術の機能により，従来必要であると規格で定められた安全を実現するための機能が不要となることもありうる。

このようなリスクアセスメント，リスクマネジメントを行ううえで，その標準的な手順が記述されている通則と呼ばれるプロセス規格（例えば，リスクマネジメントやユーザビリティをどのような手順で評価することが適切かという評価プロセスを規定する企画）を参照することは有効である。標準的なこの活動の進め方が記述されており，これに従って作業を行うことで効率的にリスクマネジメントを行うことができる[5),6)]。ソフトウェアの開発などにおいても，同様の規格が整備されており[7)]，標準的なプロセスでの評価を行う手引きとなる。当該製品に関する個別規格がない場合，製造業者自らが考案した性能評価法，リスクマネジメント法による評価を通じて，その性能や安全性を説明しなければならない場合もある。

またリスクマネジメントにおいては，現状実施されている標準的治療の実施に悪い影響を与えないかということについても検討しなければならない。きわめて優れた効果が期待される医療機器であっても，開発して間もなかったり，上市されたばかりで，現実の臨床応用が始まった初期段階では，承認前には未知であったリスクが存在する可能性がある。したがって，その医療機器の使用を中止する状況が生じる可能性もある。その場合，新規医療機器を使うことによって標準的な治療が適用できないような状況が生じるようなことは避けなければならない。例えば，植込み型の医療機器があるために，従来は容易であった外科手術ができなくなるといったリスクも考えなければならない。

15.3.5　非劣勢という考え方

医療機器の承認においては，必ずしも従来の医療機器より優れた性能を出すことを求めず，従来機器と同等の性能を出すことを示すことができれば，当該機器は，既存機器より「**非劣勢**」であるということが合理的に説明できれば承認される場合がある。ではどこに，この医療機器の価値を見いだすのかということになるが，医療機器の購入判断は経済的な視点から行うものであり，効能以外に例えば使い勝手が優れている，価格が安い，軽量であるなど，医療機器がもたらす医療効果には直接関係ないような視点での価値が社会に認められることもある。この中で，ユーザビリティ（使いやすさに相当する概念であるが，単なる使いやすさではない）の評価は重要である。使いやすい機器は医療者のストレスを軽減し，結果的に医療過誤の確率を減少させるかもしれない。しかしながら，これを合理的に証明することはきわめて難しい課題である。また，長期間の使用の結果明らかとなることであり，承認前にこれを証明することはコストがかかりすぎ，結局開発を断念せざるを得ないという事態に陥りかねない。このような場合，標榜する医療機器の効果は，従来機器と同等であるということにとどめ，評価すべき内容を限定的にするという戦略はありうる。

一方，安易に臨床評価のハードルが下がるということで，非劣勢あるいは既存機器との実質的同等性を標榜してしまうと，新たな価値を示すことができない。この場合，優れた性能を発揮する可能性をもつ価値のある医療技術をその機能に見合った経済的価値につなげることができなくなる。この点は十分考察して開発戦略を定めるべきである。

15.3.6 市販後調査の重要性

多くの場合，新規医療機器の開発は，開発に携わった医療者ならびに新たな医療機器を導入することに前向きな医療者による使用のもとで，臨床的な性能評価が行われる。また，その使用者数も限定的である。医療機器の効果，副作用には，承認治験段階では検出しえなかった新たなものが潜んでいる可能性は否定できない。さらに，適用される患者グループが適切に承認申請のための臨床試験が適切な患者群に対して設定されていたとしても，そのばらつきが異なる可能性もあり，使用する医師の技量のばらつきも大きくなる可能性がある。このような中で実用化した医療機器が，想定された機能を出し，かつ安全性が保たれているかを継続的にリアルワールドデータ（RWD）として集積することはきわめて重要である。万が一新たな有害事象が発生した場合，それを早期に発見し適切な対応をとることができる体制を作ることが重要である。一方，医療機器の発展の歴史には，ある意味で開発者が想定しなかった，新規医療機器を使った新たな術式の開発や，適用外使用による新たな効能の発見ということが，しばしば見いだされる。これは新たな機器開発の端緒となることも期待される。治験段階で限定的な理想的条件下での有効性は **efficacy** と呼ばれ，一般的な広い層の患者群を対象としたときの有効性は **effectiveness** と呼ばれる。

医療機器承認過程で，行政側から**市販後調査**を行うことを承認条件として課せられることがある。これは，承認前段階では確認できなかった安全性，有効性に関する事項がある，と科学的に判断された場合に課されるものであり，念のために課されるものではない。したがって，行政的に市販後調査が課されなかったからと言って，それが不要ということではない。前述のように現実の，広く一般的な患者層を対象とした RWD を収集することは重要な活動であり，将来の研究開発課題の発掘につながるものである。

また医療機器規制の動向として，その有効性が期待される医療機器に関しては，安全性が確認された段階で市場に投入することでより良い医療機器開発につながるという考え方が受け入れられつつある。リスクマネジメントを着実に実施しつつ医療機器開発を進めることが，効率的な医療機器開発につながるものと考えられる。

15.4　お　わ　り　に

医療機器の承認のための医療機器評価は，当該医療機器の有効性，安全性，信頼性を科学的に証明するために行われるものである。

医療機器の審査プロセスに関する情報は PMDA（pharmaceutical and medical device agency，医薬品医療機器総合機構）より公開されており，これらを参照することは重要である[8)]。さらに過去の審査報告書が，各企業の秘密に相当する部分を除外して公開されている。これらを研究することにより，どのような論理の組み立てで，医療機器の有効性，安全性，信頼性を説明しているのかを知ることができる貴重な資料であり，有効に活用すべきである[9)]。

一方，医療保険制度の中でより高い評価を受けるためには，既存の医療機器に比べて優れた性能をもつことを客観的データで示す必要がある。医療機器承認と連動するものの，既存の医療機器と比較して優れた有効性を，そして場合によれば，経済性をも示すための評価データが必要となる。この点は理解しておく必要がある。

引用・参考文献

1)　https://www.mhlw.go.jp/web/t_doc?dataId=81aa6966&dataType=0&pageNo=1 (2020 年 9 月 5 日確認)
2)　医療機器の認証基準・承認基準・審査ガイドラインについて

https://www.std.pmda.go.jp/scripts/stdDB/refetc/stdDB_refetc_sum_absframe.cgi（2020 年 9 月 5 日確認）

3) 厚生労働省 HP：登録認証機関制度について
https://www.mhlw.go.jp/stf/seisakunitsuite/bunya/kenkou_iryou/iyakuhin/touroku/index.html（2020 年 9 月 5 日確認）

4) 独立行政法人医薬品医療機器総合機構 HP：審査関連業務 / 信頼性保証業務（GLP/GCP/GPSP）/GCP 実地調査 / 適合性書面調査 / 各種関連通知
https://www.pmda.go.jp/review-services/inspections/gcp/0007.html（2020 年 9 月 5 日確認）

5) ISO 14971:2019　Medical devices—Application of risk management to medical devices
https://www.iso.org/standard/72704.html（2020 年 9 月 5 日確認）

6) JIS T 14971:2012 医療機器—リスクマネジメントの医療機器への適用

7) JIS T 2304：2012(IEC 62304：2006)　医療機器ソフトウェア－ソフトウェアライフサイクルプロセス

8) 医薬品医療機器総合機構 HP：審査関連業務 \ 承認審査業務（申請，審査等）\ 審査等について \ 医療機器
https://www.pmda.go.jp/review-services/drug-reviews/about-reviews/devices/0028.html（2020 年 9 月 5 日確認）

9) https://www.pmda.go.jp/review-services/drug-reviews/review-information/devices/0010.html（2020 年 9 月 5 日確認）

16　工 学 的 基 礎

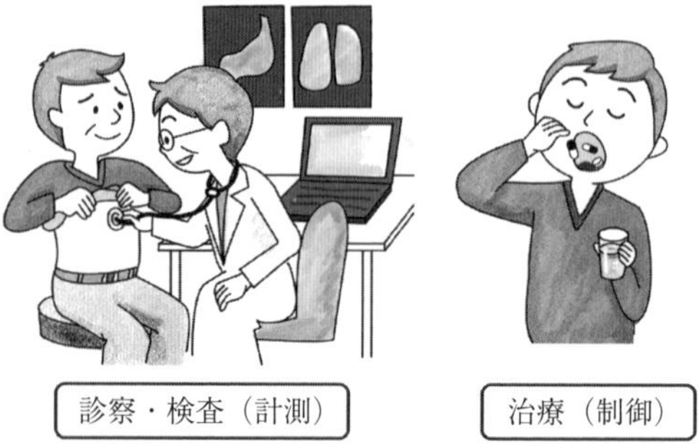

計測と**制御**は工学の２本柱である。生体（ヒト・人）機能の発現，および疾病に起因する機能変容のメカニズムを理解し，機能発現のプロセスに介入することで疾病を治療する医学，医療の営みは，計測と制御を基盤とする工学的アプローチと高い親和性がある。観察行為を系統的に定量化したものが測定あるいは計測である。すべての計測は，計測対象に何らかの物理的作用を及ぼし（入力），それに対する応答（出力）を取得することで実現される。多くの場合，出力応答はアナログ電気信号として取得，センシングされ，それがデジタル信号に変換されてコンピュータに取り込まれる。一方，制御においても，制御対象に何らかの物理的作用を及ぼす。この作用は，制御信号あるいは制御入力と呼ばれる。適切な制御信号を入力することで，制御対象の「状態」を所望の状態（目標出力値）に誘導する。多くの工学機器で用いられる制御は，コンピュータによって自動化されている（自動制御）。このように，計測と制御のいずれにおいても，計測と制御の対象である「システム」の入出力関係を定量的かつ体系的に扱うことが，工学の基本である。さて，生体の状態に関するさまざまな「情報」を含む生体信号の特徴は，そのランダム性にある。ランダム性の起源は，計測信号（データ）に混入する雑音（ノイズ）や，生体信号を生成する個人特性の差（個人差）だけではない。工業機器とは異なり，生体内で繰り広げられる物理化学的反応とそれによる情報処理自体が本質的に確率的であ

ることを認識することが重要である。したがって，計測生体信号から意味のある情報を定量的に抽出するためには，生体信号を確率，統計の意味で適切に扱う必要がある。生体システムの入出力関係や，確率，統計的な生体信号解析から，どんな情報を，どのように引き出すかを語るには，本書の紙面は少し足りない。そこで，本章では，これらの事項を扱う工学的考え方を中から，医師や医療従事者の方に知っておいていただきたい事項を選び，そのエッセンスを概説する。

16.1　静的システムと動的システム

「システム」あるいは「系」の性質を工学的にとらえる[1)]。実数 x を実数 y に写像する関数を f とすると，$y=f(x)$ である。x を入力，y を出力とするシステムを考える。このシステムの入出力関係は関数 f で定式化される。抵抗 R〔Ω〕の抵抗器だけからなる電気システムを考える。抵抗を流れる電流 i を系への入力，抵抗の端子電圧 v を系の出力とする。オームの法則より

$$v=f(i)=R\cdot i$$

である。この系は静的システムである。以下では静的システムと**動的システム**を対比させ，動的システムに関する理解を深める。この静的電気システムに交流電流 $i(t)=A\sin\omega t$ を流したときの出力電圧は

$$v(t)=R\cdot i(t)=R\cdot A\sin\omega t \tag{16.1}$$

となる。この例のように，システムへの入力信号やシステムからの出力信号が時間的に変化していることが，システムが動的（dynamic）であることを意味すると思われるかもしれないが，それは正しくない。動的システムの例として，静電容量 C〔F〕のコンデンサからなる電気システムを考える。抵抗のときと同じように，電流 i を入力，端子電圧 v を出力とする。クーロンの法則（$q=Cv$）より

$$C\frac{dv(t)}{dt}=i(t)$$

である。ここで，$dq/dt=i$ を使った。このように，コンデンサからなる系の

振る舞いは微分方程式で表される。この方程式の解は

$$v(t) = \frac{1}{C}\int_0^t i(s)\,ds \tag{16.2}$$

と書ける。式 (16.1) と式 (16.2) の違いはどこにあるか。静的システムの入出力関係を表す式 (16.1) では，時刻 t の出力 $v(t)$ は時刻 t の入力 $i(t)$ のみで決まり，$v(t)$ は過去の入力（入力の記憶）に依存しない。一方，動的システムの入出力関係を表す式 (16.2) では，$v(t)$ は入力の記憶に依存している。すなわち，時刻 t の出力 $v(t)$ は時刻 t に至るまでの時間区間 $s=[0, t]$ にわたる入力系列 $\{i(s)\}$（つまり入力波形全体）の汎関数として表される。

動脈コンプライアンスを静電容量 C，体循環の末梢血管抵抗を抵抗 R，心臓から拍出される血液量を電流 $i(t)$，大動脈圧を電位 $p(t)$ に対応させると，心拍出量と大動脈圧の関係は，つぎの微分方程式で表される[2)]。

$$C\frac{dp(t)}{dt} + \frac{1}{R}p(t) = i(t)$$

上記の式は（2 要素）ウィンドケッセルモデル（windkessel）と呼ばれ，循環生理学の基礎モデルである（**図 16.1**）。この微分方程式の解は

$$p(t) = p(0)\,e^{-[t/(RC)]} + \frac{1}{C}\int_0^t e^{-[(t-s)/(RC)]}\,i(s)\,ds \tag{16.3}$$

と書ける。このように，循環器系は動的システムであり，それゆえ「時刻 t の血圧は，過去から時刻 t に至るまでの血流の時間積分で決まる」。時刻 t の血圧は，どれくらい過去から現在に至るまでの血流変化を背負って決まるかというと，おおそ RC 秒程度である。RC はこのシステムの時定数（time constant）

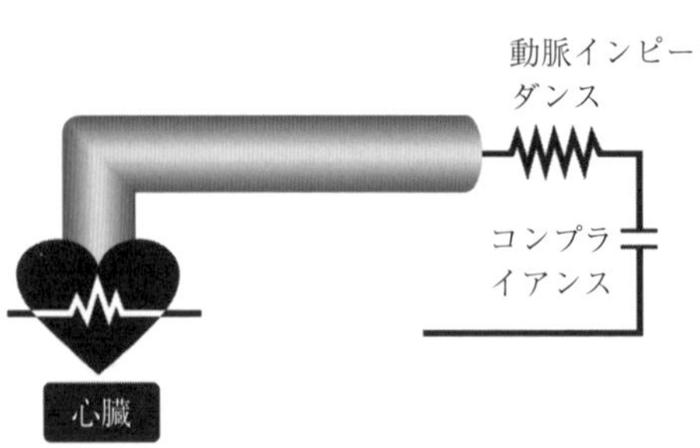

図 16.1　循環器系の2要素ウィンドケッセルモデル

と呼ばれ，このシステムが示すダイナミクスの時間スケールを表す。

16.2　線形システムと非線形システム

1入力1出力の静的システム $y=f(x)$ で，$f(x)=ax$ であるとき，このシステムは線形である。別の例として，n 次元入力信号 $\boldsymbol{x}=(x_1,\ x_2,\ \cdots,\ x_n)$ に対して，1次元出力値が $y=f(\boldsymbol{x})=a_1x_1+a_2x_2+\cdots+a_nx_n=\sum_{k=1}^{n}a_k x_k$ である場合も，システムは線形である。すなわち，どちらの例でも，c_1 と c_2 をスカラ値として

$$y_1=f(x_1),\quad y_2=f(x_2)\ \rightarrow\ f(c_1x_1+c_2x_2)=c_1 f(x_1)+c_2 f(x_2)$$

$$y_1=f(\boldsymbol{x}_1),\quad y_2=f(\boldsymbol{x}_2)\ \rightarrow\ f(c_1\boldsymbol{x}_1+c_2\boldsymbol{x}_2)=c_1 f(\boldsymbol{x}_1)+c_2 f(\boldsymbol{x}_2)$$

が成り立つ。このように，2個以上の複数の入力信号の重み付き和に，入出力関係を表す関数 f を作用して得られる出力信号が，和を構成する個々の入力信号に関数 f を作用した出力信号の重み付き和と等しい，という性質をもつのが線形システムである。

上述の循環器系モデルについて考える（簡単のため $p(0)=0$ とする）。ある入力信号（血流）$i_1(t)$ に対する出力（血圧）$p_1(t)$ は，微分方程式

$$C\frac{dp_1(t)}{dt}+\frac{1}{R}p_1(t)=i_1(t)$$

の解で，$p_1(t)=(1/C)\int_0^t e^{-[(t-s)/(RC)]}\,i_1(s)\,ds$ となる。別の入力信号 $i_2(t)$ に対する出力 $p_2(t)$ は

$$C\frac{dp_2(t)}{dt}+\frac{1}{R}p_2(t)=i_2(t)$$

の解で，$p_2(t)=(1/C)\int_0^t e^{-[(t-s)/(RC)]}i_2(s)\,ds$ となる。容易にわかるように，上記二つの入力の重み付き和 $i(t)=c_1 i_1(t)+c_2 i_2(t)$ を入力したときの出力は

$$\begin{aligned}p(t)&=\frac{1}{C}\int_0^t e^{-[(t-s)/(RC)]}[c_1 i_1(s)+c_2 i_2(s)]\,ds\\&=\frac{c_1}{C}\int_0^t e^{-[(t-s)/(RC)]}\,i_1(s)\,ds+\frac{c_2}{C}\int_0^t e^{-[(t-s)/(RC)]}\,i_2(s)\,ds\end{aligned}$$

$$= c_1 p_1(t) + c_2 p_2(t)$$

となる。つまり $i(t) = c_1 i_1(t) + c_2 i_2(t)$ に対する出力は，$i_1(t)$ に対する出力と $i_2(t)$ に対する出力の重ね合わせになる（重ね合わせの原理）。このように，上述の循環器系モデルは動的線形システムであることがわかる。線形な動的システムの解析は，システムの性質を工学的に理解する際の基盤を提供する。

一方，重ね合わせの原理が成立しないシステムは非線形システムと呼ばれ，例えば，$f(x) = x^3 - x$ で定義される 1 入力 1 出力の静的システム $y = f(x)$ は非線形である。動的非線形システムでは，系の**ダイナミクス**を支配する微分方程式が変数に関する非線形関数を含む。この場合，方程式の解の重ね合わせの原理は成り立たず，系のダイナミクスの解析は線形システムに比べ難しくなる。したがって，システムのモデル化の基本はまずは線形システムを想定して行うことになる。しかしながら，現実の生体システムにはさまざまなレベルの非線形性がユビキタスに存在することも事実である[3)]。動的非線形システムの特徴的性質として，多安定性（安定な定常状態が複数個共存する状況），**リミットサイクル振動**（孤立した周期振動），**カオス**的動態（ノイズのない決定論的システムが示す非周期的な振る舞い）などが挙げられる。例えば，代表的な生物リズムである**概日リズム**（サーカディアンリズム）や心臓の拍動などはリミットサイクル振動でモデル化される。また，致死的**心臓不整脈**である**心室細動**や，てんかん状態の脳活動などは，系が示す時空間カオス（時間的にも空間的にも非周期的な動態）としてとらえるのが適切である。

16.3　フーリエ解析：時間軸と周波数軸

太陽光（白色光）をプリズムに入力したときに得られる屈折光はさまざまな色に分離（分光）される。白色光がさまざまな周波数の光で構成されており，光の屈折率が周波数に依存して異なることが，この分光現象の発生メカニズムである。フーリエ解析はこれと似たような現象を扱う数学である。すなわち，時間的に変動する有限時間区間に対して定義された信号 $x(t)$ は，さまざまな周波数で振動する周期信号（正弦波と余弦波）の重み付き線形和に分解できる。信号 $x(t)$ の時間平均が零の場合を考えると，これは

$$x(t) = (a_1 \sin \omega_1 t + b_1 \cos \omega_1 t) + (a_2 \sin \omega_2 t + b_2 \cos \omega_2 t) + \cdots (a_n \sin \omega_n t + b_n \cos \omega_n t) + \cdots$$

と定式化される。ここで，n は正整数である。三角関数の合成公式により

$$a_n \sin \omega_n t + b_n \cos \omega_n t = \sqrt{a_n^{\ 2} + b_n^{\ 2}} \left(\frac{a_n}{\sqrt{a_n^{\ 2} + b_n^{\ 2}}} \sin \omega_n t + \frac{b_n}{\sqrt{a_n^{\ 2} + b_n^{\ 2}}} \cos \omega_n t \right) = c_n \sin(\omega_n t + \theta_n)$$

である。ここで，$c_n = \sqrt{a_n^{\ 2} + b_n^{\ 2}}$，　$\theta_n = \tan^{-1}(b_n / a_n)$ である。したがって

$$x(t) = \sum_{n=1}^{\infty} c_n \sin(\omega_n t + \theta_n)$$

となる。これは信号 $x(t)$ のフーリエ級数展開で，$x(t)$ を構成する角周波数 ω_n の振動成分の振幅は c_n であることを意味する（θ_n はこの周期信号の振動位相）。c_n が周波数 ω_n（つまり n）によらず一定である信号は白色信号と呼ばれる（白色光と同様に，あらゆる周波数の波と等しいパワーを含む）。$x(t)$ と振幅値と位相値の集合 $\{c_n,\ \theta_n\}$ $(n = 1,\ 2,\ \cdots)$ は 1 対 1 に対応しており，時間領域の信号 $x(t)$ は，周波数領域の信号 $\{c_n,\ \theta_n\}$ $(n = 1,\ 2,\ \cdots)$ としても表せる。

時間領域の信号を周波数領域の信号に変換することで，動的線形システムの性質に関する理解を格段に深めることができる。上記の循環器系モデルを考える。式 (16.3) で $p(0) = 0$ とし，血流の時間変化 $i(t)$ を

$$i(t) = \sum_{n=1}^{\infty} i_n \sin(\omega_n t + \theta_n)$$

のようにフーリエ級数展開し，式 (16.3) に入力し，t を十分大きいと仮定して積分を計算することで次式が得られる。

$$p(t) = \frac{1}{C} \int_0^t e^{-[(t-s)/(RC)]} \sum_{n=1}^{\infty} i_n \sin(\omega_n s + \theta_n)\, ds = \frac{1}{C} \sum_{n=1}^{\infty} i_n \int_0^t e^{-[(t-s)/(RC)]} \sin(\omega_n s + \theta_n)\, ds$$

$$=\frac{1}{C}\sum_{n=1}^{\infty}\frac{1}{\sqrt{{\omega_n}^2+(RC)^2}}\,i_n\sin(\omega_n t+\theta_n+\phi_n)$$

$$=\sum_{n=1}^{\infty}G(\omega_n)\,i_n\sin(\omega_n t+\theta_n+\phi_n)$$

ここで，$G(\omega_n)=1/[C\sqrt{{\omega_n}^2+(RC)^2}]$ は，ウィンドケッセルモデルにおける動脈インピーダンス（交流電気回路における抵抗成分）である。この式は，角周波数 ω_n の正弦波入力に対する正弦波出力の振幅は入力の振幅の $1/\sqrt{{\omega_n}^2+(RC)^2}$ 倍になる（減衰する）ことを意味する。また，位相は $\phi_n=-\tan^{-1}\omega RC$ シフトする（遅れる）。ω_n が十分小さい（$\omega_n\sim 0$）ときの減衰率（ゲイン）は $1/RC$ 程度と小さいが，ω_n が大きく $\omega_n > RC$ のときのゲインは $1/\omega_n$ 程度となり，周波数に反比例して大きく減衰する。つまり，高周波数の血流変化に対する動脈圧の変化の振幅は小さく抑えられる。

血流 $i(t)$ をさまざまな周波数の振動成分に分解するフーリエ解析と動的システムの線形性の組合せが鍵となり，システムの動特性が決まる。すなわち

入力（単一波長成分）　$\sin(\omega_n t+\theta_n)$

⇒　出力　$G(\omega_n)\sin(\omega_n t+\theta_n+\phi_n)$

入力（重ね合わせ波）　$\sum_{n=1}^{\infty} i_n\sin(\omega_n t+\theta_n)$

⇒　出力　$\sum_{n=1}^{\infty} i_n G(\omega_n)\sin(\omega_n t+\theta_n+\phi_n)$

という対応関係である。逆に言えば，システムの動特性を同定したいなら，さまざまな周波数の正弦波に対する出力（ゲインと位相）を計測すればよく，あらかじめそれが達成されていれば，任意の入力に対する出力は，実際にそれを入力することなく予測することができる。

16.4　フィードバック制御とフィードフォワード制御

工学における制御とは，入力と出力をもつシステム（制御対象，プラント）に対して，適切な入力を与えることで，系の出力値あるいはプラントの状態そ

のものを，所望の値（目標値）や状態にすることである[1]。

部屋の温度を設定温度に保つエアコンディショナ（エアコン）は，フィードバック制御を用いたシステムのわかりやすい例である。この場合，制御対象（プラント）は空調を施す部屋（の熱伝導動態システム）で，系の出力は部屋の温度 T，入力は目標温度 $\overline{T}$ となる。部屋の大きさ（空間的拡がり）を考えない粗いモデルでは，部屋の温度の変化はつぎの微分方程式で表せる。

$$\frac{dT}{dt} = -\frac{1}{\tau}(T - T_o) + bu$$

ここで，τ と b は適当な定数である。T_o は部屋の外の環境温度，u はエアコンの加熱・冷却機構に対する入力信号で，それに定数を乗じた項 bu は，加熱・冷却機構が部屋に供給する熱である。すなわち，信号 u に比例した熱が生成されるという非常に単純化した静的加熱・冷却機構モデルを仮定したことになる。この方程式は，上述の簡易版ウィンドケッセルモデルとほぼ同じで，制御対象は動的線形システムである。もし加熱・冷却機構がなく $u=0$ とすると，時刻 $t=0$ の初期状態 $T(0)$ に対して

$$T(t) = T_o + [T(0) - T_o]e^{-t/\tau}$$

となる。すなわち，部屋の温度は時定数 τ で外界の温度 T_o に指数関数的に漸近する。この制御対象に対する最も単純なフィードバック制御は

$$u(t) = Ke(t) = K[\overline{T} - T(t)] \qquad (16.4)$$

とすることである。ここで，$e(t) \equiv \overline{T} - T(t)$ で，目標温度と実際の部屋温度の誤差（エラー）である。また，K は定数で，フィードバックゲインと呼ばれる。**図 16.2** に，部屋の温度を一定に保つフィードバック制御のブロック図を示す。

このフィードバック制御信号 $u(t)$ に基づいて加熱・冷却機構で生成される熱量 $bu(t)$ の作用は，つぎのようにまとめられる。

エラーが負，すなわち実際の部屋の温度が目標値よりも高い場合には，部屋に対して負の熱量を加えることで部屋を冷却する。一方，エラーが正，すなわち実際の部屋の温度が目標値よりも低い場合には，部屋に対して正の熱量を加

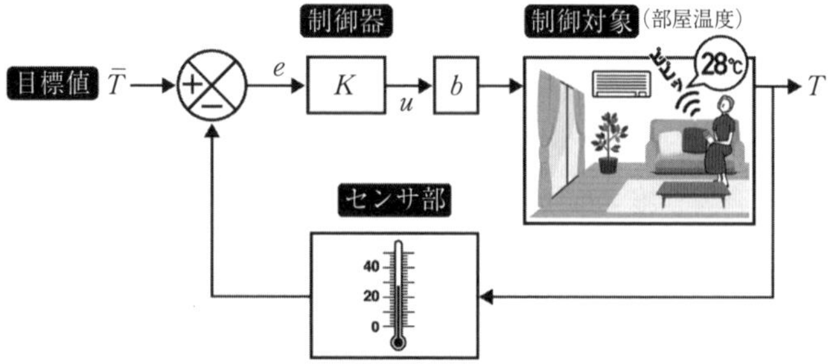

図 16.2　部屋の温度を一定に保つフィードバック制御系のブロック図

え，部屋を加熱する。こうして部屋に加えられる熱はエラーに比例し，大きなエラーは大きな制御信号によってエラーが小さくなるように，小さなエラーは小さな制御信号によって，その大きさを抑えられるため，この制御プロセスを継続すれば，エラーは零となり，部屋の温度はいずれ目標温度になる。また，何らかの熱的外乱によって部屋の温度が目標値から摂動された場合も，この制御によって部屋の温度は再び目標値に復帰する。

ここで例示したようなフィードバック制御は，生体恒常性，すなわちホメオスタシス[4)]の定量的な理解の基盤となる。すなわち，血圧や体温を適切な値に保つ生体内の制御機構も，おおよその概念としては，上述のエアコンの温度制御と類似の仕組みとしてとらえることができる。

さて，フィードバック制御と同様に生体を含むさまざまなシステムの動態制御にとって重要な概念として，フィードフォワード制御を挙げることができる。ここでは，例として，質点・バネ・ダンパ系に外力を加え，質点を目標の軌道に沿って動かす制御を考える（ダンパとは，物体の運動の速度に依存する抵抗力を発生させる装置のことである。最も単純なダンパは，速度に比例した抵抗力，摩擦力を発生させる線形ダンパである）。具体的には，バネ定数 k の理想的線形バネにつながれた質量 m の質点の水平面内の1次元的な運動を考える。質点にはバネの復元力 $-kx$ に加え，速度に比例した摩擦力（摩擦係数を b として $-b\dot{x}$），および外力 $u(t)$ も作用するとする。この系の運動方程式は

$$m\ddot{x} = -kx - b\dot{x} + u(t)$$

あるいは

$$m\ddot{x}+b\dot{x}+kx=u(t) \tag{16.5}$$

となる。さて，この系の質点を軌道（目標軌道）$x_d(t)$ に沿って時刻 $t=0$ から $t=T$ まで運動させることを制御の目的とする。時間区間 $t\in[0,\ T]$ の各時刻 t に対して，その時刻の目標位置 $x_d(t)$ をあらかじめ設定することになるので，より正確には，T 秒間にわたる目標位置の集合 $\{x_d(t)\}_{t=0}^{t=T}$ が目標軌道である。時刻 $t=0$ の質点の位置（初期位置）は $x_d(0)$ である。質点の運動は，必ず運動方程式 (16.5) の解でなければならない。もし質点が目標軌道どおりに運動したとした場合，その運動も例外ではなく，必ず

$$m\ddot{x}_d(t)+b\dot{x}_d(t)+kx_d(t)=u(t) \tag{16.6}$$

が成り立たなければならない。逆に言うと，この系に加える外力として

$$u_{ff}(t)=m\ddot{x}_d(t)+b\dot{x}_d(t)+kx_d(t) \tag{16.7}$$

を設定し，時刻 $t=0$ の質点の初期位置を $x_d(0)$ に正確に設定しさえすれば，運動方程式

$$m\ddot{x}(t)+b\dot{x}(t)+kx(t)=u_{ff}(t) \tag{16.8}$$

の $t\in[0,\ T]$ に対する解は，必ず $\{x_d(t)\}_{t=0}^{t=T}$ となるはずである。式 (16.7) で表される入力 $u_{ff}(t)$（より正確には $\{u_{ff}(t)\}_{t=0}^{t=T}$）は，この質点系を目標軌道どおりに運動させるために必要なフィードフォワード制御信号である。フィードバック制御がセンサを用いて時々刻々観測，取得した系の状態に基づいて制御信号（プラントに対する入力）を生成するのに対して（例えば式 (16.4)），式 (16.7) を用いたフィードフォワード制御信号の生成には，系の状態を観測して得られる情報は用いない。時々刻々と変わるセンサ情報の取得を待つ必要がないため，フィードフォーワード制御は，高速性が重要視される場面で威力を発揮する。例えば，インターネットを介した遠隔制御では，遠隔地にあるプラントの状態を観測し，その結果を制御側に送信し，それに基づいて制御信号を遠隔地に送り返すような状況が発生する。この場合，フィードバック情報のみに頼った制御では，さまざまな問題が生じうる[5)]。一方，フィードフォワード制御信号を生成するためには，あらかじめ設定する目標軌道と初期位置に加え

て，プラントの動的性質（いまの場合，質点・バネ・ダンパ系の運動方程式と質量・バネ定数・摩擦係数のパラメータ値，およびそれらを使った系の運動方程式）を事前知識として十分に保有している必要がある。さもなければ，不正確な知識に基づいて生成されたフィードフォーワード信号のせいで発生した目標軌道からの誤差を修正する手立てはなく，制御は失敗することになる。同様の理由で，フィードフォワード制御は外乱（ノイズ）に弱い。したがって，正確かつ素早い制御をノイズに対するロバスト性を確保しつつ実施することが要求される場合，フィードバック制御とフィードフォーワード制御の両方を用いる必要がある。

16.5　生体システムの確率的振る舞い

読者の多くは，遺伝子，タンパク質，細胞から個体に至るまで，時空間スケールによらず，生命・生体現象の確率的振る舞いに頭を悩ませているかもしれない。同じ実験をしても試行ごとに異なる結果が得られるため，何度も実験を繰り返し，それらの平均や分散に基づいて結論を導き出す必要がある。生命・生体現象が示すランダム性の起源は，その構成部品である遺伝子やタンパク質，細胞に至るまで，これら各階層における物理化学現象（反応）自体が確率的に機能していることにあると考えられる。細胞1個に含まれるDNAの質量は約1 pg（10^{-12} g），転写制御タンパク質は1種類当り100分子程度と数が少なく，必ずしも大数の法則が成り立つとは限らない環境のもとでタンパク質が産生されている。すなわち，遺伝子調節・発現機構において関与するタンパク質や遺伝子は，nM（ナノモラー）単位の非常に低い濃度で機能している。このような少分子数環境下では，分子濃度は連続実数というより離散的な個数として考える必要があるほどで，通常の化学**反応速度論**を定式化した決定論的微分方程式に基づく現象の理解は困難となり，その結果，細胞内の化学反応は確率的なゆらぎを伴うことになる[6)]。

動的線形システムにランダムノイズ（例えば，**白色ガウス雑音**などの揺動力）が作用すると，システムの出力も確率的に変動する。この場合，出力の確率的変動の特性は，ノイズのない（決定論的な）システムの特性と，ランダムノイズの性質（平均や分散，およびランダムな変動の時間的相関構造）などによって決まる。システムの出力の確率的変動を定量化する最も基本的な方法は，出力信号（観測時系列）の**パワースペクトル**を推定することである。パワースペクトルは，上述のフーリエ級数展開と同じ原理を用いて推定することができ，どの周波数成分のパワーが大きく，どの成分のパワーが小さくなるかは，基本的には決定論的な動的システムの特性によって決まる。逆に，このことを利用して未知の動的システムを同定することもできる（**システム同定**）。すなわち，支配法則が未知である動的システムがあったとき，そのシステムに実験的にランダム信号（白色ガウスノイズ）を入力するのである。このときの出力時系列を観測し，そのパワースペクトルを推定することにより，動的システムの特性を知ることができるというわけである。

非線形な動的システムにランダムノイズが作用した場合のシステムの振る舞いは，線形システムの場合に比べて，バラエティ豊富で，興味深い。遺伝子発現プロセスはまさにこうした状況にある[7)]。それにもかかわらず，生命の営みがある意味ではロバストに機能しつづけるメカニズムはまだ完全には理解されていない。一方，ノイズに対するロバスト性とは反対の脆弱性もまた，生命の機能発現に重要な役割を果たしている可能性も指摘されている[8)]。

引用・参考文献

1)　Ogata K：Modern Control Engineering (5th Edition), Pearson (2009)

2)　Keener J and Sneyd J, 中垣俊之 訳：数理生理学〈下〉システム生理学，日本評論社（2005）

3)　川上博 著，日本エムイー学会 編：生体リズムの動的モデルとその解析―ME と非線形力学系（ME 教科書シリーズ），コロナ社（2001）

4)　Cannon WB,：The sympathetic division of the autonomic system in relation to homeostasis, Archives of Neurology And Psychiatry，**22**，2，pp. 282–294 (1929)

5) Eadie LH, Seifalian AM, and Davidson BR：Telemedicine in surgery, British Journal of Surgery, **90**, 6, pp. 647-658 (2003)

6) Gardner TS, Cantor CR, and Collins JJ：Construction of a genetic toggle switch in Escherichia coli, Nature, **403**, pp. 339-342 (2000)

7) Kaern M, Elston TC, Blake WJ, and Collins JJ：Stochasticity in gene expression: from theories to phenotypes, Nature Reviews Genetics, **6**, 6, pp. 451-464 (2005)

8) Kitano H：Biological robustness, Nature Reviews Genetics, **5**, 11, pp. 826-837 (2004)

索　　引

医療に活かす生体医工学
Clinically Oriented Biological Engineering

2020 年 11 月 30 日　初版第 1 刷発行

検印省略

編　　者　公益社団法人
　　　　　日 本 生 体 医 工 学 会
発 行 者　株式会社　コ ロ ナ 社
　　　　　代 表 者　牛 来 真 也
印 刷 所　新 日 本 印 刷 株 式 会 社
製 本 所　有限会社　愛 千 製 本 所

112-0011　東京都文京区千石 4-46-10
発 行 所　株式会社　**コ ロ ナ 社**
CORONA PUBLISHING CO., LTD.
Tokyo Japan
振替 00140-8-14844・電話(03)3941-3131(代)
ホームページ　https://www.coronasha.co.jp

ISBN 978-4-339-07247-1　C3047　Printed in Japan　(大井)